张锡纯临证精华丛书

张锡纯用药新解

主　编　刘　建　刘春龙

副主编　魏勇军　刘忠义

　　　　王清贤　侯俊丽

中国中医药出版社

·北京·

图书在版编目（CIP）数据

张锡纯用药新解 / 刘建，刘春龙主编 . —北京：中国中医药出版社，2018.1

（张锡纯临证精华丛书）

ISBN 978 – 7 – 5132 – 4320 – 9

Ⅰ . ①张… Ⅱ . ①刘… Ⅲ . ①中药学 Ⅳ . ① R285.6

中国版本图书馆 CIP 数据核字（2017）第 158406 号

中国中医药出版社出版

北京市朝阳区北三环东路 28 号易亨大厦 16 层

邮政编码 100013

传真 010 64405750

廊坊市晶艺印务有限公司印刷

各地新华书店经销

开本 880×1230 1/32 印张 8.25 字数 184 千字

2018 年 1 月第 1 版 2018 年 1 月第 1 次印刷

书号 ISBN 978 – 7 – 5132 – 4320 – 9

定价 39.00 元

网址 www.cptcm.com

社 长 热 线 010-64405720

购 书 热 线 010-89535836

维 权 打 假 010-64405753

微信服务号 zgzyycbs

微商城网址 https://kdt.im/LIdUGr

官 方 微 博 http://e.weibo.com/cptcm

天猫旗舰店网址 https://zgzyycbs.tmall.com

如有印装质量问题请与本社出版部联系（010-64405510）

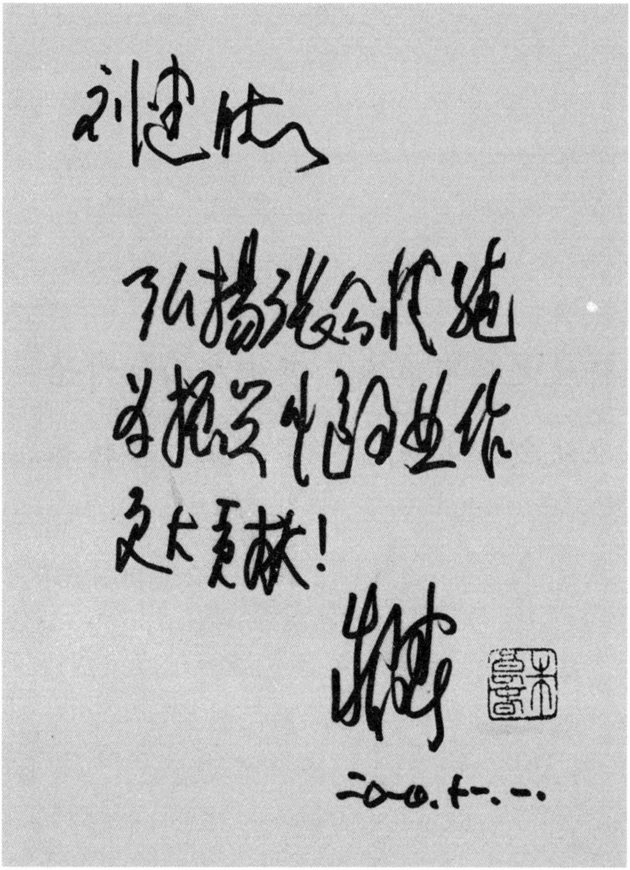

国医大师朱良春题词

轩岐之后有真人，衷中参西细讨论；

立法创方开先音，字字酿成杏林春。

再版说明

余数年前编撰《张锡纯用药新解》一书，系统整理了张锡纯《中西药物讲义》中的88味中药及其临床应用，并附以现代药理研究、临床新用等内容，便于学习者古今结合、灵活运用。为进一步研究张氏学术，探讨其用药奥旨，以及便于读者阅读，全书仍按张氏原著中用药顺序进行编排。

此次再版，书中增加了部分药物的临床新用，并于书后增加了张锡纯大事年表。

立中医德、立中医言、立中医功是余之学术追求。为天地立心、为生民立命、为往圣继绝学乃余之学术精神。然书中瑕疵，在所难免，热望贤达同仁，不吝指正，以便今后修订提高。

刘建

2017年10月于沧州

余 序

近若干年，中医药的发展与工作要点，强调的是继承与创新。党和政府向我们明确指出应该"中西医并重""中西医结合"。近代国医宗师张锡纯则是早期中西医结合派的代表人物。须予侧重表述的是，张锡纯具有深广而丰富的中医学术经验，特别是方药运用中的继承与创新。

元代名医危亦林在他编撰的《世医得效方》中探讨作为一名医生的"疗病之本"，根据前贤的名言，加以生动的阐析。书中说"工欲善其事，必先利其器，器利而后工"。也就是说，精于诊疗的辨治、立法疏方、对证用药，以及对药物配伍、组合和斟酌用量，是精于医、熟练掌握"用药如用兵"的必备条件。在当前中药品类繁多的现状下，我们需要学习、研究张锡纯善于选择良效之品，精于药性辨析与治效的宝贵经验。特别是张氏在传承先贤用药经验的基础上，每能独抒己见而颇多发明，对后世临证殊多启迪。

刘建医师，英年好学，多年来从事对张锡纯临证方药的习读、研究。此书系统地将张氏用药经验，结合现代药理研究和临床新用等，做了较为全面的整理，增强了读者对张锡纯用药的参阅、借鉴价值。

忆及南宋医家施发在《察病指南·自序》中说："医自为学，自'神、圣、工、巧'之外，无余说。"张锡纯作为影响卓著的医学大家，其方治、药用的神、圣、工、巧，需要我们认真学习与研讨。刘建医师此编体现了他对张锡纯诊疗方药精粹的传承与弘扬，也反映了"与时俱进"的科学发展观。是为序。

中国中医科学院研究员、博士生导师

全国名中医

2010 年 4 月

陈 序

我与刘建医生相识于2013年的国际中西汇通学术研讨会上，之前，已闻其对张锡纯先生学术思想研究颇深。翌年，由于对张锡纯先生学术研究的执着遂考取了我的博士研究生，对于这样一位将近天命之年仍然孜孜以求的学生，我非常赏识和欣慰。

一代宗师张锡纯先生行医津门时，我的老师柳学洙先生拜其门下，成了关门弟子。我又跟随柳先生学习多年，深得真传，成为再传弟子。

"中西医汇通学派"是中国中医药发展史上极具影响力的学术流派，对近代医学产生了重要影响，国家中医药管理局也极力倡导之。张锡纯先生为本学派最具代表性的医家之一，有关部门公布的《张锡纯中西医汇通流派简介》文件中，对这一流派进行了明确定位：张锡纯中西医汇通流派是以张锡纯、柳学洙、陈宝贵、陈宝贵弟子及学生和全国致力于本流派研究的有识之士为传承脉络的一个医学流派。该流派以中西医汇通为主要研究方向，强调中西医各有所长，在理论上寻找两种医学的契合点，探索中西医融合之路。

刘建生于名医故里、出身中医世家，工作求学，常奔波于京津和沧州之间，初心不改，负笈前行，难能可贵。陆续写出《张锡纯方剂歌括》《张锡纯对药》《张锡纯用药新解》《张锡纯论伤寒》四部系列研究专著，读者热盼再版。故将再版样稿，呈余面前，一是审阅，二为作序。我审阅过后，感触有二：一为"张锡纯中西医汇通流派"薪火相传而高兴；二为门生弟子潜心其学、传承创新而欣慰。惟后学相继，则薪火可传、岐黄可兴矣！

再版付梓之际，有感而发，略寄数语，权作为序。

天津中医药大学教授、博士生导师

全国名中医　陈宝贵

2017 年 7 月于津沽

前　言

张锡纯在《医学衷中参西录·自序》中云："人生有大愿力，而后有大建树……故学医者，为身家温饱计则愿力小，为济世活人计则愿力大。"这种崇高的医德思想正是他成功立业的力量源泉，也是他一生笃志力行的目的。1902 年秋，河北省盐山、黄骅一带霍乱流行，刘仁村一刘氏妇，年近四旬，染病暴脱，已殓服在身，病人家属辞以不必入视，锡纯正在该村出诊，得知此事后，找到病人家属说："一息尚存，当可挽回。"随后为病人疏方，竟用大剂山茱萸、党参、山药治愈，病人家属感激涕零，喜出望外，锡纯从此知山茱萸救脱胜于人参，遂有论文刊行于世，声望更隆。

张氏制方，本于经典，源于实践，方求精简，量大效宏；而于药性、药效的研究，躬身实践，亲尝屡试，多有发挥，然后撰成论文，刊于全国各地医学刊物。当时《奉天医学杂志》《上海医学杂志》《医界春秋》《杭州三三医报》《新加坡医学杂志》等医学报刊，先后聘锡纯先生为特邀撰稿人，并以刊登先生撰著为荣。

张氏是捍卫与发扬中医学的杰出人物之一。1927 年，余云岫等掀起"民族虚无主义"思潮，诬蔑中医不科学，主张废医存药，狂妄地提出"废止旧医以扫除医事卫生之障碍案",并得到了当时国民党政府的支持,成为中医发展史上的一股逆流。当时中央国医馆,受余云岫的影响,学术整理会把中医统一于西医之下,张锡纯目睹现状,义愤填膺,他与南方名医冉雪峰、恽铁樵结成南北同盟,奋起反抗,1929年,国民党当局提出废除中医之际,中医界发起反废止运动,全国中药店全面罢工,张锡纯上书南京政府,信中说:"近闻京中会议上峰偏尚西医之说,欲废中医中药,不知中医之实际也。且中医创自农轩,保我民族……是以我国民族之生齿实甲于他国之人也,今若将中医中药一旦废却,此于国计民生大有关系……"这种大义凛然的民族气节和爱国精神是难能可贵的。

先生以弘扬中医学为己任,他说:"我们生于古人之后,当竟古人未竟之业,而不能与古为今,使我中华医学大放光明于全球之上,是吾儒之罪。"其事业抱负,与天同阔。

由于受主客观条件的限制,张锡纯对西医的认识与研究难免有些片面和肤浅,特别是用中医理论来比附西医理论,亦多有牵强之处,然而,即便如此,也丝毫不影响他在中国中医药史上的学术地位,也无愧于他"医界一代伟人"的称号。

《医学衷中参西录》全书包括医方、药物、医论、医话、医案5部分。是编所选药物,皆为《医学衷中参西录》中张氏药物讲义中之所载中药。张氏对于药物的研究运用,堪称一代实验派大师。其用药主张药精量大,推崇生用,讲究炮制,注重煎服;为了体验药物的性能,即使是甘遂、细辛、麻黄等峻烈之品,巴豆、硫黄等有毒之药,也是亲尝屡试，先验于己，后施与人。因此，张氏对于药物的见解与应用，不乏真知灼见，发古人之未发。正如锡纯所言："此书中药，于常用之品亦多未备，非略也。盖凡所载者，皆自抒心得，于寻常讲解之外，另有发明，其不能另有发明者，虽常用之药亦不载。"

为了进一步系统研究张氏用药特点，编撰时，将其他卷次先生所论中药的一些内容移至相应条下，如将"论三七有特异之功能"的一些内容归并于"三七解"中，将"论草薢为治失溺要药不可用之治淋"的一些内容归并于"草薢解"中，将"羚羊角辨"的一些内容归并于"羚羊角解"中。而对于张氏某些有悖于科学的认识，如龙骨是"天地之元气……潜藏地中，则元阳栖止之处，必有元阴以应之，阴阳会合，得地气而成形"等类内容，则予以删减，以使本书内容更加精练、科学。同时，在对每味中药的解读后，附以现代药理新解、临床新用等内容，便于学者古今结合，开阔视野，拓宽临床应用范围。为了保持张氏用药原貌，书中对张氏所用药物剂量亦未进行换算，书后附有古今度量衡对照表，以示学人领会用药之法度，掌握证治之准绳。

编撰这样一位医坛巨匠的用药新解，尚属首次，乃尝试之笔、属探索之作、是求知之为、为引玉之举，加之笔者经验不足，书中不妥处亦恐难免，希望广大同仁不吝指正，以便再版时修订提高。

刘建

2009 年 12 月于沧州

目 录

石膏解

【张锡纯解】

石膏之质，中含硫氧，是以凉而能散，有透表解肌之力。外感有实热者，放胆用之直胜金丹。《神农本经》谓其微寒，则性非大寒可知；且谓其宜于产乳，其性尤纯良可知。医者多误认为大寒而煅用之，则宣散之性变为收敛（点豆腐者必煅用，取其能收敛也），以治外感有实热者，竟将其痰火敛住，凝结不散，用至一两即足伤人，是变金丹为鸩毒也。迫至误用煅石膏偾事，流俗之见，不知其咎在煅不在石膏，转谓石膏煅用之其猛烈犹足伤人，而不煅者更可知矣。于是一倡百和，遂视用石膏为畏途，即有放胆用者，亦不过七八钱而止。夫石膏之质甚重，七八钱不过一大撮耳。以微寒之药，欲用一大撮扑灭寒温燎原之热，又何能有大效。是以愚用生石膏以治外感实热，轻证亦必至两许；若实热炽盛，又恒重用至四五两，或七八两，或单用，或与他药同用，必煎汤三四茶杯，分四五次徐徐温饮下，热退不必尽剂。如此多煎徐服者，欲以免病家之疑惧，且欲其药力制在上焦、中焦，而寒凉不至下侵致滑泻也。盖石膏生用以治外感实热，断无伤人之理，且放胆用之，亦断无不退热之理。惟热实脉虚者，其人必实热兼有虚热，仿白虎加人参汤之义，以人参佐石膏亦必能退热。特是药房轧细之石膏多系煅者，即方中明开生石膏，亦恒以煅者充之，因煅者为其所素备，且又自觉慎重也。故凡用生石膏者，宜买其整块明亮者，自监视轧细（凡石质之药不轧细，则煎不透）方的。若购自药房中难辨其煅与不煅，迫将药煎成，石膏凝结药壶之底，倾之不出者，必系煅石膏，其药汤即断不可服。

【验案】

长子荫潮，七岁时，感冒风寒，四五日间，身大热，舌苔黄而带黑。孺子苦服药，强与之即呕吐不止。遂单用生石膏两许，煎取清汤，分三次温饮下，病稍愈。又煎生石膏二两，亦徐徐温饮下，病又见愈。又煎生石膏三两，徐徐饮下如前，病遂全愈。夫以七岁孺子，约一昼夜间，共用生石膏六两，病愈后饮食有加，毫无寒中之弊，则石膏果大寒乎？抑微寒乎？此系愚初次重用石膏也。故第一次只用一两，且分三次服下，犹未确知石膏之性也。世之不敢重用石膏者，何妨若愚之试验加多以尽石膏之能力乎？

同邑友人赵厚庵之夫人，年近六旬得温病，脉数而洪实，舌苔黄而干，闻药气即呕吐。俾单用生石膏细末六两，以作饭小锅（不用药甑，恐有药味复呕吐）煎取清汤一大碗，恐其呕吐，一次只温饮一口，药下咽后，觉烦躁异常，病家疑药不对证。愚曰："非也，病重药轻故也。"饮至三次，遂不烦躁，阅四点钟尽剂而愈。

同邑友人毛仙阁之三哲嗣印棠，年三十二岁，素有痰饮，得伤寒证，服药调治而愈。后因饮食过度而复，服药又愈。后数日又因饮食过度而复，医治无效。四五日间，延愚诊视，其脉洪长有力，而舌苔淡白，亦不燥渴，食梨一口即觉凉甚，食石榴子一粒，心亦觉凉。愚舍证从脉，为开大剂白虎汤方，因其素有痰饮，加清半夏数钱，其表兄高夷清在座，邑中之宿医也，疑而问曰："此证心中不渴不热，而畏食寒凉如此，以余视之虽清解药亦不宜用，子何所据而用生石膏数两乎？"答曰："此脉之洪实，原是阳明实热之证，其不觉渴与热者，因其素有痰饮湿盛故也。其畏食寒凉者，因胃中痰饮与外感之热互相胶漆，致胃腑转从其化与凉为敌也。"仙阁素晓医学，信用愚言，两日夜间服药十余次，共用生石膏斤余，脉始和平，愚遂旋里。隔两日复来相迎，言病人反复甚剧，形状异常，有危在顷刻之虑。因思此证治愈甚的，何至如此反复。即至（相隔三里强），见其痰涎壅盛，连连咳吐不竭，精神恍惚，言语错乱，身体颤动，诊其脉平和无病，惟右关胃气稍弱。愚恍然会悟，急谓其家人曰："此证万无闪失，前因饮食过度而复，此次又因戒饮食过度而复也。其家人果谓有鉴前失，数日之间，所与饮食甚少。愚曰：此无须用药，饱食即可愈矣。"其家人虑其病状若此，不能进食。愚曰："无庸如此多虑，果系由饿而得之病，见饮食必然思食。"其家人依愚言，时已届晚八句钟，至黎明进食三次，每次撙节与之，其病遂愈。

盖石膏之凉，虽不如冰，而其退热之力，实胜冰远甚。邻村龙潭庄张叟，年过七旬，于孟夏得温病，四五日间烦热燥渴，遣人于八十里外致冰一担，日夜放量食之，而烦渴如故。其脉洪滑而长，重按有力，舌苔白厚，中心微黄，投以白虎加人参汤，方中生石膏重用四两，煎汤一大碗，分数次温饮下，连进二剂，烦热燥渴全愈。

又沈阳县尹朱霭亭夫人，年过五旬，于戊午季秋得温病甚剧。先延东医治疗，所服不知何药，外用冰囊以解其热。数日热益盛，精神昏昏似睡，大声呼之亦无知觉，其脉洪实搏指。俾将冰囊撤去，用生石膏细末四两，粳米八钱，煎取清汁四茶杯，约历十句钟，将药服尽，豁然顿醒。霭亭喜甚，命其公子良佐，从愚学医。

又友人毛仙阁夫人，年近七旬，于正月中旬，伤寒无汗。原是麻黄汤证，因误服桂枝汤，汗未得出，上焦陡觉烦热恶心，闻药气即呕吐，但饮石膏所煮清水及白开水亦呕吐。惟昼夜吞小冰块可以不吐，两日之间，吞冰若干，而烦热不减，其脉关前洪滑异常。俾用鲜梨片，蘸生石膏细末嚼咽之，遂受药不吐，服尽二两而病愈。

石膏之性，又善清瘟疹之热。奉天友人朱贡九之哲嗣文治，年五岁，于庚申立夏后，周身壮热，出疹甚稠密，脉象洪数，舌苔白厚，知其疹而兼瘟也。欲用凉药清解之，因其素有心下作疼之病，出疹后贪食鲜果，前一日犹觉疼，又不敢投以重剂，遂勉用生石膏、玄参各六钱，薄荷叶、蝉蜕各一钱，连翘二钱。晚间服药，至翌日午后视之，气息甚粗，鼻翅扇动，咽喉作疼，且自鼻中出血少许，大有烦躁不安之象。愚不得已，重用生石膏三两，玄参、麦冬（带心）各六钱，仍少佐以薄荷、连翘诸药，俾煎汤三茶盅，分三次温饮下。至翌日视之，则诸证皆轻减矣。然余热犹炽，其大便虽行一次，仍系燥粪，其心中犹发热，脉仍有力。遂于清解药中，仍加生石膏一两，连服二剂，壮热始退，继用凉润清毒之药，调之全愈。

石膏之性，又善清咽喉之热。沧州友人董寿山，年三十余，初次感冒发颐，数日颔下颈项皆肿，延至膺胸，复渐肿而下。其牙关紧闭，惟自齿缝可进稀汤，而咽喉肿疼，又艰于下咽。延医调治，服清火解毒之药数剂，肿热转增。时当中秋节后，淋雨不止，因病势危急，冒雨驱车三十里迎愚诊治。见其颔下连项，壅肿异常，状类时毒（疮家有时毒证），抚之硬而且热，色甚红，纯是一团火毒之气，下肿已至心口，自牙缝中进水半口，必以手掩口，十分努力方能下咽。且痰涎壅滞胸中，上至咽喉，并无容水之处，进水少许，必换出痰涎一口。且觉有气自下上冲，时作呃逆，连连不止，诊其脉洪滑而长，重按有力，兼有数象。愚曰："此病俗所称虾蟆瘟也，毒热炽盛，盘踞阳明之腑，若火之燎原必重用生石膏清之，乃可缓其毒热之势。"从前医者在座，谓"曾用生石膏一两，毫无功效"。愚曰："石膏乃微寒之药,《本经》原有明文,如此热毒,仅用两许,何能见效。"遂用生石膏四两,金钱重楼(此药须色黄、味甘、无辣味者方可用)、清半夏各三钱,连翘、蝉蜕各一钱(为咽喉肿甚,表散之药,不敢多用),煎服后,觉药停胸间不下,其热与肿似有益增之势,知其证兼结胸,火热无下行之路,故益上冲也。幸药房即在本村,复急取生石膏四两,生代赭石三两,又煎汤徐徐温饮下,仍觉停于胸间。又急取生代赭石三两,瓜蒌仁二两,芒硝八钱,又煎汤饮下,胸间仍不开通。此时咽喉益肿,再饮水亦不能下,病家惶恐无措。愚晓之曰:"我所以亟亟连次用药者,正为此病肿势浸增,恐稍迟缓,则药不能进,今其胸中既贮如许多药,断无不下行之理,药下行则结开便通,毒火随之下降,而上焦之肿热必消矣。"时当晚十句钟,至夜半药力下行,黎明下燥粪数枚,上焦肿热觉轻,水浆可进。晨饭时,牙关亦微开,服茶汤一碗。午后,肿热又渐增,抚其胸热犹烙手,脉仍洪实。意其燥结必未尽下,遂投以大黄六钱,芒硝五钱,又下燥粪兼有溏粪,病遂大愈。而肿处之硬者,仍不甚消,胸间抚之犹热,脉象亦仍有余热。又用生石膏三两,金银花、连翘各数钱,煎汤一大碗,分数次温饮下,日服一剂,三日全愈(按此证两次即当用芒硝、大黄)。

石膏之性,又善清头面之热。愚在德州时,一军士年二十余,得瘟疫,三四日间,头面悉肿,其肿处皮肤内含黄水,破后且溃烂,身上间有斑点。闻人言此证名大头瘟,其溃烂之状,又似瓜瓢瘟,最不易治。惧甚,求为诊视。其脉洪滑而长,舌苔白而微黄,问其心中,惟觉烦热,嗜食凉物。遂晓之曰:"此证不难治,头面之肿烂,周身之斑点,无非热毒入胃,而随胃气外现之象,能放胆服生石膏可保全愈。"遂投以拙拟清盂汤(荷叶一个周遭边,生石膏一两,羚羊角二钱，知母六钱，蝉蜕、僵蚕、金钱重楼、粉干草各钱半），方中石膏改用三两，知母改用八钱，煎汁一大碗，分数次温饮下，一剂病愈强半，翌日于方中减去荷叶、蝉蜕，又服一剂全愈。

外感痰喘，宜投以《金匮》小青龙加石膏汤。若其外感之热，已入阳明之腑，而小青龙中之麻、桂、姜、辛诸药，实不宜用。曾治奉天同善堂中孤儿院刘小四，年八岁。孟秋患温病，医治十余日，病益加剧。表里大热，喘息迫促，脉象洪数，重按有力，知犹可治。问其大便，两日未行，投以大剂白虎汤，重用生石膏二两半，用生山药一两以代方中粳米。且为其喘息迫促，肺中伏邪，又加薄荷叶一钱半以清之。俾煎汤两茶盅，作两次温饮下，一剂病愈强半，又服一剂全愈。

又邑北境于常庄，于某，年四十余。为风寒所束不得汗，胸中烦热，又兼喘促，医者治以苏子降气汤，兼散风清火之品，数剂，病益进。诊其脉，洪滑而浮，投以拙拟寒解汤（系生石膏一两，知母八钱，连翘、蝉蜕各钱半），须臾上半身即出汗，又须臾觉药力下行，其下焦及腿亦皆出汗，病若失。

用生石膏以退外感之实热，诚为有一无二之良药。乃有时但重用石膏不效，必仿白虎加人参汤之义，用人参以辅之，而其退热之力始大显者，兹详陈数案于下，以备参观。

伤寒定例，汗、吐、下后，用白虎汤者加人参，渴者用白虎汤亦加人参。而愚临证品验以来，知其人或年过五旬，或壮年在劳心劳力之余，或其人素有内伤，或禀赋羸弱，即不在汗、吐、下后与渴者，用白虎汤时，亦皆宜加人参。曾治邑城西傅家庄傅寿朋，年二十。身体素弱，偶觉气分不舒。医者用三棱、延胡索等药破之，自觉短气，遂停药不敢服。隔两日忽发喘逆，筋惕肉动，精神恍惚。脉数至六至，浮分摇摇，按之若无。肌肤甚热，上半身时出热汗。自言心为热迫，甚觉怔忡。其舌上微有白苔，中心似黄。统观此病情状，虽陡发于一日，其受外感已非一日，盖其气分不舒时，即受外感之时，特其初不自觉耳。为其怔忡太甚，不暇取药，急用生鸡子黄四枚，温开水调和，再将其碗置开水盆中，候温服之，喘遂止，怔忡亦见愈。继投以大剂白虎加人参汤，方中生石膏用三两，人参用六钱，更以生怀山药代方中粳米，煎汤一大碗，仍调入生鸡子黄三枚，徐徐温饮下，尽剂而愈。

又邑北六间房王姓童子，年十七，于孟夏得温病。八九日间呼吸迫促，频频咳吐，痰血相杂。其咳吐之时疼连胸肋，上焦微嫌发闷。诊其脉有实热，而数至七至（凡用白虎汤者，见其脉数至七至或六至余者，皆宜加参），摇摇无根。盖其资禀素弱，又兼读书劳心，其受外感又甚剧，故脉象若是之危险也。为其胸肋疼闷，兼吐血，拟用白虎加人参汤，以生山药代粳米，而人参不敢多用。方中之生石膏仍用三两，人参用三钱，又加竹茹、三七（捣细冲服）各二钱，煎汤一大碗，徐徐温饮下，一剂血即止，诸病亦见愈。又服一剂全愈。用三七者，不但治吐血，实又兼治胸肋之疼也。

寒温之证，最忌舌干，至舌苔薄而干，或干而且缩者，尤为险证。而究其原因，却非一致，有因真阴亏损者，有因气虚不上潮者，有因气虚更下陷者，皆可治以白虎加入人参汤，更以生山药代方中粳米，无不效者。盖人参之性，大能补气，元气旺而上升。自无下陷之虞。而与膏同用，又大能治外感中之真阴亏损。况又有山药、知母以濡润之乎？若脉象虚数者，又宜多用人参，再加玄参、生地黄滋阴之品，煎汤四五茶盅，徐徐温饮下。一次只饮一大口，防其寒凉下侵，致大便滑泻，又欲其药力息息上达，升元气以生津液，饮完一剂，再煎一剂，使药力昼夜相继，数日火退舌润，其病自愈。曾治一临村刘姓童子，年十三岁，于孟冬得伤寒证，七八日间，喘息鼻扇动，精神昏愦，时作谵语，所言皆劳力之事。其脉微细而数，按之无力。欲视其舌，干缩不能外伸。启齿视舌皮若瘢点作黑色，似苔非苔，频饮凉水毫无濡润之意。愚曰：此病必得之劳力之余，胸中大气下陷，故津液不能上潮，气陷不能托火外出，故脉道瘀塞，不然何以脉象若是，恣饮凉水而不滑泻乎。病家曰：先生之言诚然，从前延医服药分毫无效，不知尚可救否。曰：此证按寻常治法一日只服药一剂，即对证亦不能见效，听吾用药勿阻，定可挽回。遂用生石膏四两、党参、知母、生山药一两，甘草二钱，煎汤一大碗，徐徐温饮下，一昼夜间，连进二剂，其病遂愈。

仲景治伤寒脉结代者，用炙甘草汤，诚佳方也。愚治寒温，若其外感之热不盛，遇此等脉，即遵仲景之法。若其脉虽结代，而外感之热甚实者，宜用白虎加人参汤，若以山药代粳米，生地代知母更佳。有案详人参解中，可参观。

从来产后之证，最忌寒凉。而果系产后温病，心中燥热，舌苔黄厚，脉象洪实，寒凉亦在所不忌。然所用寒凉之药，须审慎斟酌，不可贸然相投也。愚治产后温证之轻者，其热虽入阳明之腑，而脉象不甚洪实，恒重用玄参一两，或至二两，辄能应手奏效。若系剧者，必用白虎加人参汤方能退热。然用时须以生山药代粳米、玄参代知母方为稳妥。处方编中白虎加人参以山药代粳米汤下附有验案可参观。盖以石膏、玄参，《本经》皆明言其治产乳，至知母条下则未尝言之，不敢师心自用也。

铁岭友人吴瑞五精医学，尤笃信拙著《衷中参西录》中诸方，用之辄能奏效。其侄文博亦知医。有戚家延之治产后病，临行瑞五嘱之曰："果系产后温热、阳明胃腑大实，非用白虎加人参汤不可，然用时须按《医学衷中参西录》中讲究，以生山药代粳米、玄参代知母，方为万全之策，审证确时，宜放胆用之，勿为群言所阻挠也。"及至诊视，果系产后温病，且证脉皆大实，文博遵所嘱开方取药，而药房皆不肯与，谓产后断无用石膏之理，病家因此生疑。文博辞归，病家又延医治数日，病势垂危，复求为诊治。文博携药而往，如法服之，一剂而愈。

又沧州友人董寿山曾治一赵姓妇，产后八九日，忽得温病，因误汗致热渴喘促，舌苔干黄，循衣摸床，呼索凉水，病家不敢与。脉弦数有力，一息七至。急投以白虎加人参汤，以山药代粳米，为系产后，更以玄参代知母。方中生石膏重用至四两，又加生地黄、白芍各数钱，煎汤一大碗，分四次温饮下，尽剂而愈。当时有知医者在座，疑而问曰："产后忌用寒凉，何以能放胆如此，重用生石膏，且知母、玄参皆系寒凉之品，何以必用玄参易知母乎？"答曰："此理俱在《医学衷中参西录》中。"因于行箧中出书示之，知医者观书移时，始喟然叹服。

又铁岭门生杨鸿恩，曾治其本村张氏妇，得温病继而流产。越四五日，其病大发。遍请医生，均谓温病流产，又兼邪热太甚，无方可治。有人告以鸿恩自奉天新归，其夫遂延为诊治。见病人目不识人，神气恍惚，渴嗜饮水，大便滑泻，脉数近八至，且微细无力，舌苔边黄中黑，缩不能伸，其家人泣问："此病尚可愈否？"鸿恩答曰："按常法原在不治之例，然予受师传授，竭吾能力，或可挽回。"为其燥热，又兼滑泻，先投以《医学衷中参西录》滋阴清燥汤（方见山药解），一剂泻止，热稍见愈。继投以大剂白虎加人参汤，为其舌缩、脉数，真阴大亏，又加枸杞、玄参、生地之类，煎汤一大碗，调入生鸡子黄三枚，分数次徐徐温饮下。精神清爽，舌能伸出，连服三剂全愈。众人皆曰"神医"。鸿恩曰："此皆遵予师之训也，若拘俗说，产后不敢用白虎汤，庸有幸乎？特用白虎汤，须依汗、吐、下后之例加人参耳。予师《医学衷中参西录》中论之详矣。"

在女子有因外感之热内迫，致下血不止者，亦可重用白虎加人参汤治之。邻村泊北庄李氏妇，产后数日，恶露已尽，至七八日，忽又下血。延医服药，二十余日不止，其脉洪滑有力，心中热而且渴。疑其夹杂外感，询之身不觉热，舌上无苔，色似微白，又疑其血热妄行，投以凉血兼止血之药，血不止而热渴亦如故。因思此证实夹杂外感无疑，遂改用白虎加人参汤，方中生石膏重用三两，更以生山药代粳米，煎汤三盅，分三次温饮下，热渴遂愈，血亦见止，又改用凉血兼止血之药而愈。

痢证身热不休，服一切清火之药，而热仍不休者，方书多诿为不治。夫治果对证，其热焉有不休之理。此乃因痢证夹杂外感，其外感之热邪，随痢深陷，弥漫于下焦经络之间，永无出路，以致痢为热邪所助，日甚一日而永无愈期。夫病有兼证，即治之宜有方也，斯非重用生石膏更助以人参以清外感之热不可。

曾治邑诸生王荷轩，年六十七，于中秋得痢证，医治二十余日不效。后愚诊视，其痢赤白胶滞下行，时觉肠中热而且干，小便亦觉发热，腹中下坠，并迫其脊骨尽处亦下坠作疼，且眩晕，其脉洪长有力，舌有白苔甚厚。愚曰："此外感之热，挟痢毒之热下迫，故现种种病状，非治痢兼治外感不可。"遂用生石膏二两，生杭白芍八钱，生怀山药六钱，野党参五钱，甘草二钱，此即白虎加人参汤以芍药代知母、山药代粳米也（此方名通变白虎加人参汤）。煎汤两茶盅，分二次温饮下，日进一剂，两日全愈。而脉象犹有余热，拟再用石膏清之，病家疑年高之人，石膏不可屡服。愚亦应聘他往，后二十余日其痢复作。延他医治疗，于治痢药中，杂以甘寒濡润之品，致外感余热永留不去，其痢虽愈，屡次反复。延至明年季夏，反复甚剧，复延愚诊治，其脉象病证皆如前。因谓之曰："去岁若肯多服生石膏数两，何至有以后屡次反复，今不可再留邪矣。"仍投以原方，连服三剂病愈，而脉亦安和。

按：此证两次皆随手奏效者，诚以石膏得人参之助，能使深陷之热邪，徐徐上升外散。消解无余。加以芍药、甘草，以理下重腹疼，山药以滋阴固下，所以热消而痢亦愈也。又此证因初次外感之热邪未清，后虽经屡次服凉药清解，其热仍固结莫解。迨蓄至期年之久，热邪勃然反复，必俟连次重用生石膏，始能消解无余。因悟得凡无新受之外感，而其脉象确有实热，屡服凉药不效，即稍效而后仍反复者，皆预有外感邪热伏藏其中，均宜重用生石膏清之，或石膏与人参并用以清之也。不然，则外邪留滞，消铄真阴。经年累月而浸成虚劳者多矣。志在活人者，何不防之于预，而有采于刍荛之言也。

又表兄张申甫之妻高氏。年五十余，素多疾病。于季夏晨起偶下白痢，至暮十余次。秉烛后，忽然浑身大热，不省人事，循衣摸床，呼之不应。其脉洪而无力，肌肤之热烙手。知其系气分热痢，又兼受暑，多病之身不能支持，故精神昏愦如是也。急用生石膏三两，野党参四钱，煎汤一大碗，徐徐温饮下。至夜半尽剂而醒，痢亦遂愈，诘朝煎渣再服，其病脱然。

上所载痢证医案二则，皆兼外感之热者也。故皆重用生石膏治之，非概以其方治痢证也。拙著《医学衷中参西录》中，治痢共有七方，皆随证变通用之，确有把握，前案所用之方，乃七方之一也。愚用此方治人多矣，脉证的确，用之自无差忒也。

疟疾虽在少阳，而阳明兼有实热者，亦宜重用生石膏。曾治邻村李酿泉，年四十许，疟疾间日一发，热时若燔，即不发之日亦觉表里俱热。舌燥口干，脉象弦长，重按甚实。此少阳邪盛，阳明热盛，疟而兼温之脉也。投以大剂白虎汤加柴胡三钱，服后顿觉清爽。翌晨疟即未发，又煎服前剂之半，加生姜三钱，温疟从此皆愈。至脉象虽不至甚实，而按之有力，常觉发热懒食者，愚皆于治疟剂中，加生石膏两许以清之，亦莫不随手奏效也。

石膏之性，又善治脑漏。方书治脑漏之证，恒用辛夷、苍耳。然此证病因，有因脑为风袭者，又因肝移热于脑者。若因脑为风袭而得，其初得之时，或可用此辛温之品散之，若久而化热，此辛温之药即不宜用，至为肝移热于脑，则辛温之药尤所必戒也。进治奉天大西关溥源酱房郭玉堂，得此证半载不愈。鼻中时流浊涕，其气腥臭，心热神昏，恒觉眩晕。其脉左右皆弦而有力，其大便恒干燥，知其肝移热于脑，其胃亦移热于脑矣。恐其病因原系风袭，先与西药阿司匹林瓦许以发其汗，头目即觉清爽。继为疏方，用生石膏两半、龙胆草、生杭白芍、玄参、知母、花粉各四钱，连翘、金银花、甘草各二钱，薄荷叶一钱。连服十剂，石膏皆用两半，他药则少有加减，其病遂脱然全愈。

又治奉天测量局护兵某，得此证七八日，其脉浮而有力，知其因风束生热也。亦先用阿司匹林瓦许汗之。汗后，其鼻中浊涕即减，亦投以前方，连服三剂全愈。

《本经》谓石膏能治腹痛，诚有效验。曾治奉天清丈局司书刘锡五腹疼，三年不愈。诊其脉洪长有力，右部尤甚，舌心红而无皮，时觉头疼眩晕，大便干燥，小便黄涩，此乃伏气化热，阻塞奇经之经络，故作疼也。为疏方生石膏两半，知母、花粉、玄参、生杭白芍、川楝子各五钱，乳香、没药各四钱，甘草二钱，一剂疼愈强半。即原方略为加减，又服数剂全愈。

又愚弱冠，后出游津门，至腊底还里，有本村刘氏少年，因腹疼卧病月余，昼夜号呼，势极危险。延医数人，皆束手无策。闻愚归，求为诊视。其脉洪长有力，盖从前之疼犹不至如斯，为屡次为热药所误，故疼益加剧耳。亦投以前方，惟生石膏重用二两，一剂病大轻减。后又加鲜茅根数钱，连服两剂全愈。盖此等证，大抵皆由外感伏邪窜入奇经，久而生热。其热无由宣散，遂郁而作疼。医者为其腹疼，不敢投以凉药，甚或以热治热，是以益治益剧。然证之凉热脉自有分，即病人细心体验，亦必自觉。临证者尽心询问考究，自能得其实际也。

石膏之性，又最宜与西药阿司匹林并用。盖石膏清热之力虽大，而发表之力稍轻。阿司匹林之原质，存于杨柳树皮津液中，味酸性凉，最善达表，使内郁之热由表解散，与石膏相助为理，实有相得益彰之妙也。如外感之热，已入阳明胃腑，其人头疼，舌苔犹白者，是仍带表证。愚恒用阿司匹林一瓦，白蔗糖化水送服以汗之。迨其汗出遍体之时，复用生石膏两许，煎汤乘热饮之（宜当汗正出时饮之），在表之热解，在里之热亦随汗而解矣。若其头已不疼，舌苔微黄，似无表证矣，而脉象犹浮，虽洪滑而按之不实者，仍可用阿司匹林汗之。然宜先用生石膏七八钱，或两许，煮汤服之，俾热势少衰，然后投以阿司匹林，则汗既易出，汗后病亦易解也。若其热未随汗全解，仍可徐饮以生石膏汤，清其余热。不但此也，若斑疹之毒，郁而未发，其人表里俱热，大便不滑泻者，可用生石膏五六钱，煎汤冲服阿司匹林半瓦许，俾服后，微似有汗，内毒透彻，斑疹可全然托出。若出后壮热不退，胃腑燥实，大便燥结者，又可多用生石膏至二三两许，煎汤一大碗，冲阿司匹林一瓦，或一瓦强，一次温饮数羹匙。初饮略促其期，迫热见退，或大便通下，尤宜徐徐少饮，以壮热全消，仍不至滑泻为度。如此斟酌适宜，斑疹无难愈之证矣。石膏与阿司匹林，或前后互用，或一时并用，通变化裁，存乎其人，果能息息与病机相赴，功效岂有穷哉。

西人、东人，治热性关节肿疼，皆习用阿司匹林。而关节肿疼之夹有外感实热者，又必与石膏并用，方能立见奇效。

奉天陆军参谋长赵海珊之侄，年六岁。脑后生疮，漫肿作疼，继而头面皆肿，若赤游丹毒。继而作抽掣，日甚一日。浸至周身僵直，目不能合，亦不能瞬，气息若断若续，呻吟全无。其家人以为无药可治，待时而已。阅两昼夜，形状如故，试灌以勺水，似犹知下咽。因转念或犹可治，而彼处医者，咸皆从前延请而屡次服药无效者也。其祖父素信愚，因其向患下部及两腿皆肿，曾为治愈。其父受瘟病甚险，亦舁至院中治愈。遂亦舁之来院（相距十里许），求为诊治。其脉洪数而实，肌肤发热。知其夹杂瘟病，阳明腑证已实，势虽垂危，犹可挽回。遂用生石膏细末四两，以蒸汽水煎汤两茶杯，徐徐温灌之。周十二时剂尽，脉见和缓，微能作声。又用阿司匹林瓦半，仍以汽水所煎石膏汤，分五次送下，限一日夜服完。服至末二次，皆周身微见汗，其精神稍明了，肢体能微动。从先七八日不食，且不大便，至此可少进茶汤，大便亦通下矣。继用生山药细末煮作稀粥，调以白蔗糖，送服阿司匹林三分瓦之一，日两次，若见有热，即间饮汽水所煮石膏汤。又以蜜调黄连末，少加薄荷冰，敷其头面肿脚，生肌散敷其疮口破处，如此调养数日，病势减退，可以能言。其左边手足仍不能动，试略为屈伸，则疼不能忍。细验之，关节处皆微肿，按之觉疼，知其关节之间，因外感之热而生炎也。遂又用鲜茅根煎浓汤（无鲜茅根可代以鲜芦根），调以白蔗糖，送服阿司匹林半瓦，日两次。俾服药后周身微似有汗，亦间有不出汗之时，令其关节中之炎热，徐徐随发表之药透出。又佐以健补脾胃之药，俾其多进饮食。如此旬余，左手足皆能运动，关节能屈伸，以后饮食复常，停药勿服，静养半月，行动如常矣。此证共用生石膏三斤，阿司匹林三十瓦，始能完全治愈。愚用阿司匹林治热性关节肿疼者多矣，为此证最险，融详记之。

上所录诸案，其为证不同，然皆兼有外感热实者也。乃有其人纯系内伤，脏腑失和，而前哲具有特识，亦有重用石膏者。徐灵胎曰："嘉兴朱宗臣，以阳盛阴亏之体又兼痰凝气逆。医者以温补治之，胸膈痞塞，而阳道痿。群医谓脾肾两亏，将恐无治，就余于山中。余视其体，丰而气旺，阳升而阴不降，诸窍皆闭。笑谓之曰：'此为肝肾双实证，先用清润之药，加石膏以降其逆气，后以消痰开胃之药涤其中宫，更以滋肾强阴之药镇其元气，阳事即通。'五月后，妾即怀孕，得一女，又一年复得一男。"

近治奉天南市场俊记建筑公司经理王海山，其证亦与前案朱宗臣之病相似。愚师徐氏之意，亦先重用生石膏以清其痰火，共服药十余剂全愈。海山年四十余，为无子，纳宠数年，犹未生育，今既病愈，想亦育麟不远矣。

吴鞠通曰："何叟年六十二岁，手足拘挛。误服桂、附、人参、熟地黄等补阳，以致面赤，脉洪数，小便闭，身重不能转侧，手不能上至鬓，足蜷曲，丝毫不能转侧移动。细询病情，因纵饮食肉而然。所谓'湿热不攘，大筋软短，小筋弛长，软短为拘，弛长为痿'者也。与极苦通小肠、淡渗利膀胱之方，用生石膏八两，飞滑石一两，茯苓皮六钱，桑枝、防己各五钱，晚蚕沙、龙胆草各四钱，穿山甲、胡黄连、洋芦荟、杏仁、地龙各三钱，白通草二钱，煮三碗，分三次服，日尽一剂。至七日后，小便红黑而浊。半月后手渐动，足渐伸。一月后下床，扶桌椅能行。四十日后走至檐前，不能下阶。又半月始下阶。三月后能行四十步，后因痰饮，用理脾肺之药收功。"杨华轩（南皮人，清同治时太医院医官）曰："同邑某氏室女，周身拘挛，四肢不能少伸，年余未起床矣。诊其脉，阳明热甚，每剂药中必重用生石膏以清阳明之热，共用生石膏四斤，其病竟愈。"观此二案，石膏治外感兼治内伤，功用何其弘哉。

穷极石膏之功用，恒有令人获意外之效者。曾治奉天大西关马姓叟，年近六旬，患痔疮，三十余年不愈。后因伤寒证，热入阳明之腑，投以大剂白虎汤数剂，其病遂愈，痔疮竟由此除根。

又治奉天商埠局旁吕姓幼童。年五六岁，每年患眼疾六七次，皆治于东人医院。东人谓此关于禀赋，不能除根。后患瘟疹，毒热甚恣，投以托毒清火之品。每剂中用生石膏两半，病愈后，其眼疾亦从此不再反复。

又友人张少白，曾治京都阎姓叟。年近七旬，素有劳疾，发则喘而且嗽。于冬日感冒风寒，上焦烦热，劳疾大作，痰涎胶滞，喘促异常。其脉关前洪滑，按之有力。少白治以生石膏二两以清时气之热，因其劳疾，加沉香五钱，以引气归肾。且以痰涎太盛，石膏能润痰之燥，不能行痰之滞，故又借其辛温之性，以为石膏之反佐也。一日连服两剂，于第二剂加清竹沥二钱，病若失。劳疾亦从此除根永不反复。夫劳疾至年近七旬，本属不治之证，而事出无心，竟以重用石膏治愈之，石膏之功用，何其神哉。愚因闻此案，心有会悟，拟得治肺痨黄芪膏方，其中亦用生石膏，服者颇有功效。

寒温阳明腑病，原宜治以白虎汤，医者畏不敢用，恒以甘寒之药清之，遇病之轻者，亦可治愈，而恒至稽留余热（甘寒药滞泥，故能闭塞外感热邪），变生他证。迫至病久不愈，其脉之有力者，仍可用白虎汤治之，其脉之有力而不甚实者，可用白虎加人参汤治之。曾治奉天中街内宾升靴铺中学徒，年十四五，得劳热喘嗽证。初原甚轻，医治数月，病势浸增，医者诿谓不治。遂来院求为诊视，其人羸弱已甚，而脉象有力，数近六至，疑其有外感伏热，询之果数月之前，曾患瘟病，经医治愈。乃知其决系外感留邪，问其心中时觉发热，大便干燥，小便黄涩，遂投以白虎加人参汤，去粳米加生怀山药一两，连服数剂，病若失。见者讶为奇异，不知此乃治其外感，非治其内伤，而能若是之速效也。

《内经》谓："冬伤于寒，春必病温。"是言伏气为病也。乃有伏气伏于膈膜之下（《内经》所谓横连膜原也），逼近胃口，久而化热，不外发为温病，转上透膈膜，熏蒸肺脏，致成肺病者。若其脉有力，亦宜重用生石膏治之。曾治奉天小南关赵某年四十许。始则发热懒食，继则咳嗽吐痰腥臭，医治三月，浸至不能起床。脉象滑实，右脉尤甚（伏邪之热，亦如寒温之脉，多右盛于左），舌有黄苔，大便数日一行。知系伏气为病，投以大剂白虎汤，以生山药代粳米，又加利痰解毒之品，三剂后病愈强半。又即其方加减，服至十余剂全愈。

又有伏气下陷于奇经诸脉中，久而化热，其热亦不能外发为温，有时随奇经之脉上升者；在女子又有热入血室而子宫溃烂者，爰录两案于下以证之。

安东尉之凤，年二十余。时觉有热，起自下焦，上冲脑部。其脑部为热冲激，头巅有似肿胀，时作眩晕，心中亦时发热，大便干燥，小便黄涩。经医调治，年余无效。求其处医士李亦泉寄函来问治法，其开来病案如此。且其脉象洪实，饮食照常，身体亦不软弱。知其伏有外感热邪，因其身体不弱，俾日用生石膏细末四两，煮水当茶饮之，若觉凉时即停服。后二十余日，其人忽来奉，言遵示服石膏六七斤，上冲之热见轻，而大便微溏，因停药不服。诊其脉仍然有力，问其心中仍然发热，大便自停药后即不溏矣。为开白虎加人参汤，方中生石膏重用三两，以生怀山药代粳米，连服六七剂，上冲之热大减，因出院还家。嘱其至家，按原方服五六剂，病当除根矣。

南皮张文襄公第十公子温卿夫人，年三十余。十年前，恒觉少腹切疼。英女医谓系子宫炎证，用药数次无效。继乃谓此病如欲除根，须用手术剖割，将生炎之处其腐烂者去净，然后敷药能愈。病人惧而辞之。后至奉，又延东女医治疗，用坐药兼内服药，数年稍愈，至壬戌夏令，病浸增剧，时时疼痛，间下脓血。癸亥正初，延愚诊治。其脉弦而有力，尺脉尤甚。自言疼处觉热，以凉手熨之稍愈。上焦亦时觉烦躁。恍悟此证，当系曾受外感热入血室，医者不知，治以小柴胡汤加石膏，外感虽解，而血室之热未清。或伏气下陷入于血室，阻塞气化，久而生热，以致子宫生炎，浸至溃烂，脓血下注。为疏方，用金银花、乳香、没药、甘草以解其毒，天花粉、知母、玄参以清其热，复本小柴胡汤之义，少加柴胡提其下陷之热上出，诸药煎汤，送服三七细末二钱，以化腐生新。连服三剂病似稍轻，其热仍不少退。因思此证，原系外感稽留之热，非石膏不能解也。遂于原方中加生石膏一两，后渐加至二两，连服数剂，热退强半，疼亦大减。遂去石膏，服数剂渐将凉药减少，复少加健胃之品，共服药三十剂全愈。

愚临证四十余年，重用生石膏治愈之证当以数千计。有治一证用数斤者，有一证而用至十余斤者，其人病愈之后，饮食有加，毫无寒胃之弊。又曾见有用煅石膏数钱，其脉即数动一止，浸至言语迟涩，肢体痿废者；有服煅石膏数钱，其胸胁即觉郁疼，服通气活血之药始愈者。至于伤寒瘟疫、痰火充盛，服煅石膏后而不可救药者尤不胜记。世之喜用煅石膏者，尚其阅仆言而有所警戒哉。

《本经》谓石膏治金疮，是外用以止其血也。愚尝用煅石膏细末，敷金疮出血者甚效。盖多年壁上石灰，善止金疮出血，石膏经煅与石灰相近，益见煅石膏之不可内服也。

【现代药理新解】

生石膏的主要成分为含水硫酸钙（$CaSO_4 \cdot 2H_2O$）。石膏退热作用的实验，结论不甚一致。近来报道，石膏及白虎汤对内毒素发热有明显的解热效果，并可减轻口渴状态。在体外培养实验中，石膏的 Hank 液能增强家兔肺泡巨噬细胞对白色葡萄球菌及胶体金的吞噬能力，并能促进巨噬细胞的成熟。石膏能缩短血凝时间，促进胆汁排泄，并有利尿作用。

煅石膏的主要成分为硫酸钙。石膏的许多应用，均与其钙的药理有关，如解痉、镇静、降低毛细血管的通透性、抗炎、抗过敏等。

【临床新用】

1. 精神分裂症：生石膏 12g，陈皮 15g，竹茹 15g，礞石 60g，栀子 10g，枳实 10g，制大黄 10g，佩兰 10g，炒枣仁 80g 等，水煎服，每日 1 剂，早晚分服，30～60 剂为一疗程。

2. 麻疹：麻疹并发肺炎，用生石膏 100g，紫草、升麻、葛根、牡丹皮各 5～10g。水煎服，每日 1 剂。

3. 血小板减少性紫癜：生石膏、丹参、生地黄、玄参、赤芍、牡丹皮、血余炭、旱莲草、生地榆、生槐花、何首乌等为常方，可获良效。

4. 腮腺炎：生石膏 50～100g，柴胡 15g，黄芩、党参、半夏各 10g，生姜、甘草各 15g，大枣 5 枚，板蓝根 30g，橘核各 15g，每日 1 次，水煎 3 次分服。

5. 发热性疾病：流脑、流感、流行性出血热等发热性疾病，发热重者，可用石膏配知母、甘草及抗感染药等。

6. 呼吸系统感染：治疗呼吸系统感染，凡有高热者，均可重用石膏。

7. 溃疡久不收口、烧烫伤：可用煅石膏研末外敷，可单用或配青黛、黄柏等，能减少分泌物渗出，防止感染，促进结痂、愈合。

8. 脓毒败血症：用清瘟败毒散，在方中重用石膏，并加紫草。

9. 石膏与人参的配伍运用各家多有论述：如白虎加人参汤中人参与石膏的配伍当属消补兼施之用。二药配伍，相使为用，在热病后期，以人参扶正气助石膏退热，同时石膏性寒，佐人参温性，可防病热药寒之格拒，使得清热中有益气，益气中有生津，达清热透邪生津之目的。林家坤曾对数例阳明邪热亢盛所致高热患者，其脉浮洪并无芤象，使用白虎汤不效，甚至个别患者热度反而有上升趋势，此时于方中加一味人参，热度则很快下降，各症亦随之消失。现代临床上二者配伍可用于治疗传染性疾病的高热症状、中暑等。

【注意事项】

1. 脾胃虚寒，血虚、阴虚发热者慎服。

2. 曾有报道，服用含高量砷的石膏致中毒死亡。

人参解

【张锡纯解】

人参之种类不一，古所用之人参，方书皆谓出于上党，即今之党参是也。考《本经》载，人参味甘，未尝言苦，今党参味甘，辽人参则甘而微苦，古之人参其为今之党参无疑也。特是党参之性，虽不如辽人参之热，而其性实温而不凉，乃因《本经》谓其微寒，后世之笃信《本经》者，亦多以人参之性果然微寒，即释古方之用人参者，亦本微寒之意以为诠解，其用意可谓尊经矣。然古之笃信《本经》而尊奉之者，莫如陶弘景。观其所著《名医别录》，以补《本经》所未备，谓人参能疗肠胃中冷，已不遵《本经》以人参为微寒可知。因此疑年湮代远，古经字句或有差讹，吾人生今之世，当实事求是，与古为新，今试即党参实验之，若与玄参等分并用，可使药性无凉热，即此可测其热力矣（此即台党参而言，若潞党参其热稍差）。然辽东亦有此参，与辽人参之种类迥别，为其形状性味与党参无异，故药行名之为东党参，其功效亦与党参同。至于辽人参，其补力热力皆倍于党参，而其性大约与党参相似，东人谓过服之可使脑有充血之病，其性补而上升可知。方书谓人参不但补气，若以补血药辅之亦善补血。愚则谓，若辅以凉润之药即能气血双补，盖平其热性不使耗阴，气盛自能生血也。至《本经》谓其主补五脏、安精神、定魂魄、止惊悸、除邪气、明目、开心、益智，无非因气血充足，脏腑官骸各得其养，自有种种良效也。

当时之习尚虽皆珍重辽人参，然其品类不齐，野山自生者性近和平，而价值甚昂，原非常用之品。至种植之秧参，其性燥热，又不可轻用，以愚临证习用党参，辅佐得宜，自能挽回验证也。

凡药之性热而干燥者，恒生于热地，桂、附之生于川广者是也。物之性热而濡润者，恒生于寒地，人参之生于辽东山阴者是也。盖其本性既热，若复生于热地，即不能保濡润之津液。且既名为人参，必能参赞人身之气化而后名实相符，人身之气化，固阴阳俱备者也。彼因人参生于阴寒之地，而谓其偏于补阴者，于此义盖未之审也。

附：人参形状考

人参无论野山、移山、种秧，其色鲜时皆白，晒干则红，浸以白冰糖水，晒干则微红，若浸之数次，虽晒干亦白矣。野山之参，其芦头（生苗之处，亦名露土）长而细，极长者可至二寸，细若韭莛，且多龃龉，有芦头短者则稍粗，至秧参之芦头，长不过七八分，其粗则过于箸矣。

人参之鲜者，皆有粗皮，制时用线七八条作一缕为弓弦，用此弦如拉锯状，来回将其粗皮磨去，其皮色始光润，至皮上之横纹以细密而深者为佳。野山之参一寸有二十余纹，秧参则一寸不过十余纹，且其纹形破裂，有似刀划，野山参之纹则分毫无破裂。然无论野参、秧参，其纹皆系生成，非人力所能为也。

人参之须以坚硬者为贵，盖野参生于坚硬土中，且多历岁月，其须自然坚硬；若秧参则人工种植，土松年浅，故其须甚软也。

至于野参之性温和、秧参之性燥热，人所共知，究其所以然之故，非仅在历年之浅深也。因种秧参者多撒砒石末于畦中，以防虫蚊之损伤，参得砒石之气故甚燥热，是以愚于治寒温方中当用参者，从不敢投以秧参，恒以野党参代之，亦能立起沉疴。至于西洋参，多系用秧参伪制，此愚在奉目睹，用者亦当审慎也。

山西党参，种植者多，野生者甚少。凡野生者其横纹亦如辽人参，种植者则无横纹，或芦头下有横纹仅数道，且种者皮润肉肥，野者皮粗肉松，横断之中心有纹作菊花形。其芦头以粗大者为贵，名曰狮头党参，为其历年久远，屡次自芦头发生，故作此形。其参生于五台山者名台党参，色白而微黄，生于潞州太行紫团山者名潞党参，亦名紫团参，色微赤而细，以二参较之，台党参力稍大，潞党参则性平不热，以治气虚有热者甚宜。然潞党参野生者甚少，多系人种植者，至辽东所出之党参（为其形若党参，故俗名东党参），状若台党参，皆系野生，其功用与山西之野台党参相近。

【验案】

邑中泊庄高某，年四十许，于季春得温病。屡经医者调治，大热已退，精神益惫，医者诿为不治。病家亦以为气息奄奄，待时而已。乃迟旬日而病状如故，始转念或可挽回。迎愚诊视，其两目清白无火，竟昏愦不省人事，舌干如磋，却无舌苔，问之亦不能言，抚其周身皆凉，其五六呼吸之顷，必长出气一口，其脉左右皆微弱，至数稍迟，知其胸中大气因服开破降下药太过而下陷也。盖大气不达于脑中则神昏；大气不潮于舌本则舌干，神昏舌干，故问之不能言也；其周身皆凉者，大气陷后不能宣布营卫也；其五六呼吸之顷必长出气者，大气陷后胸中必觉短气，故太息以舒其气也。遂用野台参一两，柴胡二钱，煎汤灌之，一剂见轻，两剂全愈。

外甥王竹孙，年二十时，卧病数月不愈，精神昏愦，肢体酸懒，微似短气，屡次延医服药莫审病因，用药亦无效验。一日忽然不能喘息，张口呼气外出而气不上达，其气蓄极下迫肛门突出，约二十呼吸之顷，气息方通，一昼夜间如是者八九次。诊其脉关前微弱不起，知其胸中大气下陷，不能司肺脏呼吸之枢机也。遂投以人参一两，柴胡三钱，知母二钱，一剂而呼吸顺，又将柴胡改用二钱，知母改用四钱，再服数剂宿病亦愈。

按：拙著《医学衷中参西录》治大气下陷多重用生黄芪，取其补气兼能升气也。而此案与前案皆重用参者，因一当外感之余，津液铄耗，人参兼能滋津液；一当久病之余，元气亏损，人参兼能固元气也。

沈阳县署科长某，患梅毒，在东人医院治疗二十余日，头面肿大，下体溃烂，周身壮热，谵语不省人事，东人谓毒已走丹不可治。其友人警务处科员孙俊如，邀愚往东人院中为诊视。疑其证夹杂温病，遂用生石膏细末半斤，煮水一大瓶，伪作葡萄酒携之至其院中，托言探友，盖不欲东人知为疗治也。及入视病人，其头面肿而且红，诊其脉洪而实，知系夹杂温病无疑，嘱将石膏水徐徐温服。翌日又往视，其头面红肿见退，脉之洪实亦减半，而较前加数，仍然昏愦谵语，分毫不省人事。所饮石膏之水尚余一半，俾自购潞党参五钱，煎汤兑所余之石膏水饮之。翌日又往视之，则人事大清，脉亦和平。病人遂决意出彼院来院中调治，后十余日其梅毒亦愈。此证用潞党参者，取其性平不热也。

县治西曾家庄丁叟，年过六旬，于孟冬得伤寒证。五六日间，延愚诊视，其脉洪滑，按之亦似有力，表里俱觉发热，间作呻吟，气息微喘，投以白虎汤一剂，大热稍减。再诊其脉或七八动一止，或十余动一止，两手皆然，重按无力，遂于原方中加人参八钱，兼师炙甘草汤（亦名复脉汤）中重用干地黄之意，以生地代知母，煎汁两茶杯，分二次温饮下，脉即调匀，且较前有力，而热仍如故。又将方中石膏加倍（原方是二两，倍作四两），煎汤一大碗，俾徐徐温饮下，尽剂而愈。

本村崔姓童子，年十一岁。其家本业农，因麦秋忙甚，虽幼童亦作劳田间，力薄不堪重劳，遂得温病。手足扰动，不能安卧，谵语不休，所言者皆劳力之事，昼夜目不能瞑，脉虽有力，却非洪实。拟投以白虎加人参汤，又虑小儿少阳之体，外邪方炽，不宜遽用人参，遂用生石膏两半，蝉蜕一钱。煎服后诸病如故，复来询方，且言其苦于服药，昨所服者呕吐将半。愚曰："单用生石膏二两，煎取清汤徐徐温饮之，即可不吐。乃如言服之，病仍不愈。再为诊视，脉微热退，谵语益甚，精神昏昏，不省人事。急用野台参两半，生石膏二两，煎汁一大碗，分数次温饮下，身热脉起，目遂得瞑，手足稍安，仍作谵语。又于原渣加生石膏、麦冬各一两，煎汤两盅，分两次温饮下，降大便一次，其色甚黑，病遂愈。

按：治此证及上证之时，愚习用白虎汤，犹未习用白虎加人参汤也。经此两证后，凡其人年过六旬，及劳心劳力之余，患寒温证，而宜用白虎汤者必加人参。且统观以上三案，未用参之先，皆病势垂危，甫加参于所服药中，即转危为安，用之得当功效何其捷哉。

表兄王瑞亭年四十三岁，素吸鸦片，于仲冬得伤寒证。两三日间，烦躁无汗，原是大青龙汤证，因误服桂枝汤，烦躁益甚。迎愚诊视，其脉关前洪滑，而两尺无力，遂投以大剂凉润之品，而少用透表和中之药佐之，因其尺脉不实，嘱其煎汤二茶杯，作十余次饮下，一次止温饮一大口，防其寒凉侵下焦也。病家忽愚所嘱，竟顿饮之，遂致滑泻数次，多带冷沫，上焦益烦躁，鼻如烟熏，面如火炙，其关前脉大于从前一倍，数至七至，知其已成戴阳之证。急用人参一两，煎汤兑童便半茶杯（须用食盐酱童子之便，取其味咸能制参），置药杯于凉水盆中，候冷顿饮之，又急用玄参、生地、知母各一两，煎汤一大碗备用。自服后，屡诊其脉，过半点钟脉象渐渐收敛，至数似又加数，遂急将备用之药炖极热，徐徐饮下，一次饮药一口，阅两点钟尽剂，周身微汗而愈。

吐血过多者，古方恒治以独参汤，谓血脱者先益其气也。然吐血以后，多虚热上升，投以独参汤恐转助其虚热，致血证仍然反复。愚遇此等证，亦恒用人参而以镇坠凉润之药辅之。曾治邻村曾氏叟，年六十四岁，素有劳疾。因劳嗽过甚，呕血数碗，其脉摇摇无根，或一动一止，或两三动一止，此气血亏极将脱之候也。诊脉时，见其所咳吐者痰血相杂，询其从前呕吐之时，先觉心中发热。为疏方，用野台参三钱，生山药一两，生代赭石细末八钱，知母六钱，生杭白芍、牛蒡子各四钱，三七细末二钱（药汁送服），煎服一剂而血止，又服数剂脉亦调匀。

人参之性，虽长于补而有时善通。曾治邻村毛姓少年，伤寒已过旬日，阳明火实，大便燥结，原是承气汤证。然下不妨迟，愚对于此证，恒先用白虎汤清之，多有因服白虎汤大便得通而愈者。于是投以大剂白虎汤，一日连进二剂，至晚九点钟，火似见退而精神恍惚，大便亦未通行。诊其脉变为弦象，夫弦主火衰，亦主气虚，知其证清解已过，而其大便仍不通者，因其气分亏损，不能运行白虎汤凉润之力也。遂单用人参五钱煎汤俾服之，须臾大便即通，病亦遂愈。

按： 凡服白虎汤后，大热已退，其大便犹未通者，愚恒用大黄细末一钱，或芒硝细末二钱，蜜水调服，大便即通，且通下即愈，断无降后不解之虞。而此证不用硝黄通其大便，转用人参通其大便，此《内经》所谓"塞因塞用"也。审脉无误，投药即随手奏效，谁谓中法之以脉断病者不足凭乎？又按：此证气分既虚，初次即宜用白虎加人参汤，因火盛之时，辨脉未真，遂致白虎与人参前后分用，幸而成功。因此，自咎脉学之疏，益叹古人制方之精矣。

人参之性，用之得宜，又善利小便。曾治沧州刘姓媪，年过六旬，小便不利，周身皆肿。医者投以末药，下水数桶，周身肿尽消，言忌咸百日，盖方中重用甘遂也。数日肿复如故，一连服药三次皆然，此时小便滴沥全无，亦不敢再服前药。又延他医，皆以为服此等药愈后又反复者，断难再治，况其屡次服药而屡次反复者乎？后延愚诊视，其脉数而无力，按之即无，因谓病家曰："脉数者阴分虚也，无力者阳分虚也。水饮缘三焦下达必藉气化流通，而后能渗入膀胱出为小便。此脉阴阳俱虚，其气化必虚损不能流通小便，所以滴沥全无也。欲治此证，非补助其气化而兼流通其气化不可。《易》有之'日往则月来，月往则日来，日月相推而明生焉；寒往则暑来，暑往则寒来，寒暑相推而岁成焉；往者屈也，来者信（读作伸）也，屈信相感而利生焉'。此天地之气化，即人身之气化也。"爰本此义以立两方。一方以人参为主，辅以麦冬以济参之热，灵仙以行参之滞，少加地肤子为向导，名之曰宣阳汤，以象日象暑；一方以熟地为主，辅以龟板以助熟地之润，芍药以行熟地之泥，亦少加地肤子为向导，名之曰济阴汤，以象月象寒。二方轮流服之，以象日月寒暑往来屈伸之义。俾先服济阴汤取其贞下起元也，服至三剂，小便见利。服宣阳汤亦三剂，小便大利。又接服济阴汤三剂，小便直如泉涌，肿遂尽消。

【现代药理新解】

人参根含多种人参皂苷。总皂苷含量约 5%，为 15 种以上皂苷的混合物。另含少量挥发油（油中低沸点部分有 β-榄香烯；高沸点部分主要有人参炔醇）、多种糖类及维生素等。人参对高级神经活动的兴奋和抑制过程均有增强作用。能增强神经活动过程的灵活性，提高脑力。对多种动物心脏均有先兴奋、后抑制，小量兴奋、大量抑制的作用。能兴奋垂体肾上腺皮质系统，提高应激反应能力。有抗休克，抗疲劳，降低血糖，促进蛋白质 RNA、DNA 的生物合成，调节胆固醇代谢，促进造血系统的功能，减轻辐射对造血系统的损害等作用。能增强机体免疫功能。能增强性腺功能，有促性腺激素样作用。此外，尚有抗过敏、抗利尿及抗癌等作用。人参的药理活性常因机体机能状态不同而呈双向作用，因此认为人参是具有"适应原"样作用的典型代表药。

人参有益智作用，对多种化学药品所致大鼠和小鼠的学习记忆缺失均有改善作用，表现为对樟柳碱（阻断中枢 M-胆碱受体）所致记忆获得障碍、环己酰亚胺（抑制蛋白质合成）所致记忆巩固障碍，以及 40%乙醇（中枢抑制）所致记忆再现障碍等记忆的各个过程均有改善作用。人参促进脑内 Ach 的合成和释放，提高脑内 DA 和 NA 的含量，促进脑内 RNA 和蛋白质的合成及提高脑的供血、供氧等，是其益智作用的药理学基础。

【临床新用】

1. 休克、低血压：静注人参注射液、参脉注射液、参附青注射液，口服生脉散、加味生脉液等治疗各种休克有效，其中对感染性休克、心源性休克疗效显著。

2. 心律失常：静注人参注射液、参脉注射液，口服生脉散、人参片剂对各种心律失常有一定疗效；含服人参饮片，对房颤、病窦综合征、室早亦有一定治疗作用。

3. 白细胞减少症：人参注射液对肿瘤患者放疗、化疗后白细胞减少症，有一定的升高白细胞的作用。

4. 肝炎：齐墩果酸片对急性肝炎患者有较好的退黄、降低丙氨酸转氨酶作用，人参多糖对慢性肝炎患者有一定的降低循环免疫复合物、恢复 T 淋巴细胞功能的作用。

5. 肿瘤：人参提取物用于胃癌、胰腺癌、结肠癌、甲状腺癌、肉瘤等，能改善肿瘤患者临床症状，延长其生存率。

6. 糖尿病：人参浸膏对糖尿病有一定的控制症状作用，与胰岛素合用，可减少胰岛素剂量，延长降血糖作用时间。

西洋参解

【张锡纯解】

西洋参味甘微苦，性凉，能补助气分，兼能补益血分，为其性凉而补，凡欲用人参而不受人参之温补者，皆可以此代之。惟白虎加人参汤中之人参，仍宜用党参而不可代以西洋参，以其不若党参具有升发之力，能助石膏逐邪外出也。且《本经》谓人参味甘，未尝言苦，适与党参之味相符，是以古之人参，即今之党参，若西洋参与高丽参，其味皆甘而兼苦，故用于古方不宜也。西洋参产于法兰西国，外带粗皮则色黄，去粗皮则色白，无论或黄或白，以多有横纹者为真。

愚用此参，皆用黄皮多横纹者，因伪造者能造白皮西洋参，不能造黄皮西洋参也。

【现代药理新解】

国产西洋参的根含 12 种以上的皂苷，还含有少量挥发油、树脂、淀粉、糖类、氨基酸和无机元素等。所含皂苷对中枢神经系统产生抑制作用；还有抗缺氧和抗疲劳、抗应激、抗心律失常、抗心肌缺血、抗心肌氧化、增加心肌收缩力，以及止血和抗利尿等作用。

【临床新用】

1. 低热：治疗原因不明的低热，用西洋参 3g，地骨皮、牡丹皮各 6g 同煎，每剂浓煎 2 次，每天 1 剂。

2. 类风湿：用西洋参配伍雪莲等治疗有特殊疗效。

3. 吐血及鼻出血：用西洋参 60g，研末，分成 12 包，早晚各服 1 包，用开水送服，以童便 60mL 为引，治疗吐血、鼻出血，疗效显著。

4. 老年痴呆：西洋参、枸杞、川芎、天麻、石菖蒲等共研末，装胶囊，每服 1g，每日 3 次，1 个月为一疗程。

黄芪解

【张锡纯解】

黄芪性温，味微甘，能补气，兼能升气，善治胸中大气下陷。《本经》谓主大风者，以其与发表药同用，能祛外风；与养阴清热药同用，更能息内风也；谓主痈疽、久败疮者，以其补益之力能生肌肉，其溃脓自排出也。表虚自汗者，可用之以固外表气虚；小便不利而肿胀者，可用之以利小便；妇女气虚下陷而崩带者，可用之以固崩带。为其补气之功最优，故推为补药之长，而名之曰芪也。

【验案】

沧州程家林董氏女，年二十余。胸胁满闷，心中怔忡，动则自汗。其脉沉迟微弱，右部尤甚。为其脉迟，疑是心肺阳虚，询之不觉寒凉，知其为胸中大气下陷也。其家适有预购黄芪一包，俾用一两煎汤服之。其族兄捷亭在座，其人颇知医学，疑药不对证。愚曰："勿多疑，倘有差错，余职其咎。"服后，果诸病皆愈。捷亭疑而问曰："《本经》黄芪原主大风，有透表之力，生用则透表之力益大，与自汗证不宜。其性升而能补，有膨胀之力，与满闷证不宜。今单用生黄芪两许，而两证皆愈，并心中怔忡亦愈，其义何居？"答曰："黄芪诚有透表之力，气虚不能逐邪外出者，用于发表药中即能得汗，若其阳强阴虚者，误用之则大汗如雨不可遏抑。惟胸中大气下陷，致外卫之气无所统摄而自汗者，投以黄芪则其效如神。至于证兼满闷而亦用之者，确知其为大气下陷，呼吸不利而作闷，非气郁而作闷也。至于心与肺同悬胸中，皆大气之所包举，大气升则心有所依，故怔忡自止也。"董生闻之，欣喜异常曰："先生真我师也。"继加桔梗二钱，知母三钱，又服两剂以善其后。

奉天大东关于氏女，年近三旬，出嫁而孀，依于娘门。其人善英文英语，英商之在奉者，延之教其眷属。因病还家，夜中忽不能言，并不能息。其同院住者王子岗系愚门生，急来院叩门求为挽救。因向曾为诊脉，方知其气分甚弱，故此次直断为胸中大气下陷，不能司肺脏之呼吸，是以气息将停而言不能出也。急为疏方，用生黄芪一两，当归四钱，升麻二钱，煎服，须臾即能言语。翌晨，舁至院中，诊其脉沉迟微弱，其呼吸仍觉气短，遂用原方减升麻之半，又加山药、知母各三钱，柴胡、桔梗各钱半（此方去山药，即拙拟升陷汤），连服数剂全愈。

按：此证脉迟而仍用知母者，因大气下陷之脉，大抵皆迟，非因寒凉而迟也。用知母以济黄芪之热，则药性和平，始能久服无弊。

一妇人产后四五日，大汗淋漓，数日不止，形势危急，气息奄奄，其脉微弱欲无。问其短气乎？心中怔忡且发热乎？病人不能言而颔之。知其大气下陷，不能吸摄卫气，而产后阴分暴虚，又不能维系阳分，故其汗若斯之脱出也。遂用生黄芪六钱，玄参一两，净山茱萸、生杭白芍各五钱，桔梗二钱，一剂汗减，至三剂诸病皆愈。从前五六日未大便，至此大便亦通下。

邑六间房庄王氏女，年二十余，心中寒凉，饮食减少，延医服药，年余无效，且益羸瘦。后愚诊视，其左脉微弱不起，断为肝虚证。其父知医，疑而问曰："向延医诊治，皆言脾胃虚弱，相火衰损，故所用之方皆健脾养胃，补助相火，曾未有言及肝虚者，先生独言肝虚，但因左脉之微弱乎？抑别有所见而云然乎？"答曰："肝脏之位置虽居于右，而其气化实先行于左，试问病人，其左半身必觉有不及右半身处，是其明征也。"询之果觉坐时左半身下坠，卧时不敢向左侧，其父方信愚言，求为疏方。遂用生黄芪八钱，柴胡、川芎各一钱，干姜三钱，煎汤饮下，须臾左侧即可安卧，又服数剂，诸病皆愈。惟素有带证尚未除，又于原方加牡蛎数钱，服数剂带证亦愈。其父复疑而问曰："黄芪为补肺脾之药，今先生用以补肝，竟能随手奏效，其义何居？"答曰："同声相应，同气相求，孔子之言也。肝属木而应春令，其气温而性喜条达，黄芪之性温而上升，以之补肝原有同气相求之妙用。愚自临证以来，凡遇肝气虚弱不能条达，用一切补肝之药皆不效，重用黄芪为主，而少佐以理气之品，服之覆杯即见效验，彼谓肝虚无补法者，原非见道之言也。"

《本经》谓黄芪主大风者，诚有其效。奉天铁岭傅光德夫人，年二十余。夏日当窗，寝而受风，觉半身麻木，其麻木之边，肌肉消瘦，浸至其边手足若不随用。诊其脉，左部如常，右部似有郁象，而其麻木之边适在右，知其经络为风所袭不能宣通也。为疏方：用生黄芪一两，当归八钱，羌活、知母、乳香、没药各四钱，全蝎二钱，全蜈蚣三条，煎汤服一剂见轻，又服两剂全愈。

《本经》谓黄芪主久败疮，亦有奇效。奉天高等师范书记张纪三，年三十余。因受时气之毒，医者不善为之清解，转引毒下行，自脐下皆肿，继又溃烂，睾丸露出，少腹出孔五处，小便时五孔皆出尿。中西医者皆以为不可治，遂舁之至院中求为治疗，惴惴惟恐不愈。愚晓之曰："此证尚可为，非多服汤药，俾其自内长肉以排脓外出不可。"为疏方生黄芪、花粉各一两，乳香、没药、银花、甘草各三钱，煎汤连服二十余剂。溃烂之处，皆生肌排脓外出，结疤而愈，始终亦未用外敷生肌之药。

又德州军官张宪宸夫人，患乳痈，肿疼甚剧，投以消肿、清火、解毒之品，两剂而愈。然犹微有疼时，怂恿其再服一两剂以消其芥蒂。以为已愈，不以为意，隔旬日又复肿疼，复求为治疗。愚曰："此次服药，不能尽消，必须出脓少许，因其旧有芥蒂未除，至今已溃脓也。"后果服药不甚见效，遂入西人医院中治疗。旬日后其疮外破一口，医者用刀阔之，以期便于敷药。又旬日溃益甚，满乳又破七八个口，医者又欲尽阔之使通，病人惧不敢治，强出院还家，求治于愚。见其各口中皆脓乳并流，外边实不能敷药，然内服汤药助其肌肉速生，自能排脓外出，许以十日可为治愈。遂用生黄芪、花粉各五钱，生杭白芍三钱，乳香、没药、丹参各二钱，俾煎汤服之，每日用药一剂，煎服二次，果十日全愈。

黄芪之性，又善利小便。奉天本溪湖煤铁公司科员王云锦，年四十余。溺道艰涩，滴沥不能成溜，每小便一次，必须多半点钟。自两胁下连腿作疼，剧时有如锥刺。其脉右部如常，左部甚微弱，知其肝气虚弱，不能条达，故作疼痛，且不能疏泄（《内经》肝主疏泄），故小便难也。为疏方用生黄芪八钱，净山茱萸、知母各六钱，当归、丹参、乳香、没药、续断各三钱，煎服一剂，便难与腿胁疼皆见愈。又为加柴胡钱半，连服二十剂全愈。至于山茱萸酸敛之性，或有疑其用于此方不宜者，观后山茱萸解自明矣。

奉天大西关万顺兴同事傅学诗，周身漫肿，自言常觉短气，其脉沉濡，右部尤甚。知其胸中大气下陷，气化不能升降，因之上焦不能如雾，所以下焦不能如渎，而湿气弥漫也。投以升陷汤，知母改用五钱，又加玄参、天冬、地肤子各三钱，连服数剂全愈。

又邻村李边务庄李晶波之夫人，产后小便不利，倩人询方，俾用生化汤加白芍治之不效。复来询方，言时或恶心呕吐，小便可通少许，恍悟此必因产时努力太过，或撑挤太甚，以致胞系了戾，是以小便不通、恶心呕吐，则气机上逆，胞系有提转之势，故小便可以稍通也。为拟方用生黄芪五钱，当归四钱，升麻、柴胡各二钱，煎汤服一剂而愈。此因黄芪协同升、柴，大能升举气化，胞系之了戾者，可因气化升举而转正也。

黄芪之性，又善开寒饮。台湾医士严坤荣来函，言其友避乱山中，五日未得饮食，甫归，恣饮新汲凉水，遂成寒饮结胸，喘嗽甚剧。医治二十余年，吐之、下之、温之。皆分毫无效。乞为疏方，详观来案，知此证乃寒饮结胸之甚者。拙著《医学衷中参西录》理饮汤原为治此证的方，特药味与分量当稍变更，今拟用生黄芪一两，干姜八钱，白术四钱，桂枝尖、茯苓片、炙甘草各三钱，川朴、陈皮各二钱，煎汤服。方中之义，用黄芪以补胸中大气，大气壮旺，自能运化水饮，仲景所谓"大气一转，其气乃散"也。而黄芪生用，同干姜、桂枝又能补助心肺之阳，心肺阳足，如日丽中天，阴霾自开也。更用白术、茯苓以理脾之湿，厚朴、陈皮以通胃之气，气顺温消，痰饮自除。用炙甘草者，取其至甘之味，能调干姜之辣，而干姜得甘草且能逗留其势力，使之绵长，并能和缓其热力使不猛烈也。两阅月又接其函，言遵方用药，十余剂病即脱然全愈。

　　黄芪不但能补气，用之得当，又能滋阴。本村张媪年近五旬，身热劳嗽，脉数至八至，先用六味地黄丸加减煎汤服不效，继用左归饮加减亦不效。踌躇再四忽有会悟，改用生黄芪六钱，知母八钱，煎汤服数剂，见轻，又加丹参、当归各三钱，连服十剂全愈。盖人禀天地之气化以生，人身之气化即天地之气化。天地将雨之时，必阴气温暖上升，而后阴云四合，大雨随之。黄芪温升补气，乃将雨时上升之阳气也。知母寒润滋阴，乃将雨时四合之阴云也，二药并用，大具阳升阴应、云行雨施之妙。膏泽优渥，烦热自退，此不治之治也。况虚劳者多损肾，黄芪能大补肺气以益肾水之上源，使气旺自能生水，而知母又大能滋肺中津液，俾阴阳不至偏胜，而生水之功益普也。至数剂后，又加丹参、当归者，因血痹虚劳《金匮》合为一门，治虚劳者当防其血有痹而不行之处，故加丹参、当归以流行之也。

　　黄芪之性热矣，有时转能去热。奉天安东刘仲友，年五十许。其左臂常觉发热，且有酸软之意。医者屡次投以凉剂，发热如故，转觉脾胃消化力减，其右脉如常，左脉微弱，较差于右脉一倍，询其心中不觉凉热，知其肝木之气虚弱，不能条畅敷荣，其中所除之相火郁于左臂之经络而作热也。遂治以生黄芪、净山茱萸各八钱，知母五钱，当归、丹参、乳香、没药、赤芍各三钱，两剂左脉见起，又服十剂全愈。

黄芪之性，又善治肢体痿废，然须细审其脉之强弱，其脉之甚弱而痿废者，西人所谓脑贫血证也。盖人之肢体运动虽脑髓神经司之，而其所以能司肢体运动者，实赖上注之血以涵养之。其脉弱者，胸中大气虚损，不能助血上升以养其脑髓神经，遂致脑髓神经失其所司，《内经》所谓"上气不足，脑为之不满"也。拙拟有加味补血汤、干颓汤，方中皆重用黄芪。凡脉弱无力而痿废者，多服皆能奏效。若其脉强有力而痿废者，西人所谓脑充血证，又因上升之血过多，排挤其脑髓神经，俾失所司，《内经》所谓"血菀（同郁）于上，为薄厥"也。如此等证，初起最忌黄芪，误用之即凶危立见。迨至用镇坠收敛之品，若拙拟之镇肝熄风汤、建瓴汤治之。其脉柔和而其痿废仍不愈者，亦可少用黄芪助活血之品以通经络，若服药后，其脉又见有力，又必须仍辅以镇坠之品，若拙拟之起痿汤黄芪与代赭石、䗪虫诸药并用也。

黄芪升补之力，尤善治流产崩滞。县治西傅家庄王耀南夫人，初次受妊，五月滑下二次，受妊至六七月时，觉下坠见血。时正为其姑治病，其家人仓猝求为治疗，急投以生黄芪、生地黄各二两，白术、净山茱萸、煅龙骨、煅牡蛎各一两，煎汤一大碗顿服之，胎气遂安，又将药减半，再服一剂以善其后。至期举一男，强壮无恙。

沈阳县尹朱公之哲嗣际生，愚之门生也。黎明时来院叩门，言其夫人因行经下血不止，精神昏愦，气息若无。急往诊视，六脉不全，仿佛微动，急用生黄芪、野台党参、净山茱萸各一两，煅龙骨、煅牡蛎各八钱，煎汤灌下，血止强半，精神见复，过数点钟将药剂减半，又加生怀山药一两，煎服全愈。

同庄刘氏妇，四十许，骤然下血甚剧，半日之间气息奄奄，不省人事。求为诊治，时愚他出，小儿荫潮往视之，其左脉三部皆不见，右寸微见，如水上浮麻，莫辨至数，观其形状，呼吸不能外出，知其胸中大气下陷也。急用生黄芪一两，大火煎数沸灌之，须臾再诊其脉六部皆出，微细异常，血仍未止。投以固冲汤原方，将方中黄芪改用一两，一剂全愈。

邑北境大仁村刘氏妇，年二十余，身体羸弱，心中常觉寒凉，下白带甚剧，屡治不效，脉甚细弱，左部尤甚。投以生黄芪、生牡蛎各八钱，干姜、白术、当归各四钱，甘草二钱，数剂全愈。盖此证因肝气太虚，肝中所寄之相火亦虚，因而气化下陷，湿寒下注而为白带。故重用黄芪以补肝气，干姜以助相火，白术扶土以胜湿，牡蛎收涩以固下，更加以当归之温滑，与黄芪并用，则气血双补，且不至有收涩太过之弊（在下者引而竭之）。甘草之甘缓，与干姜并用，则热力绵长，又不至有过热僭上之患，所以服之有捷效也。

又《绍兴医学报》载有胡适之者，以勤力用功过度，得消渴证，就治于京都协和医院，西医云是糖尿证，不可为矣。胡君归，殊焦灼。盖因西医某素有名，信其言之必确也。其友谓可请中医一治。胡谓中医无科学统系，殊难信用。友曰：此证西医已束手，与其坐以待毙，曷必不屑一试也。胡勉从之，中医至，诊毕曰：此易事也，可服黄芪汤，若不愈，唯我是问。胡服后，病竟霍然愈。

【现代药理新解】

黄芪主要含苷类、多糖、氨基酸及多种微量元素等。具有增强机体免疫功能、利尿、抗衰老、保肝、降压作用。能消除实验性肾炎尿蛋白，增强心肌收缩力，有促雌激素样作用和较广泛的抗菌作用。其中，膜荚黄芪皂苷甲具有降压、稳定红细胞膜、提高血浆组织内 CAMP 的含量、增强免疫功能、促进再生肝 DNA 合成等多种作用。黄芪多糖具有提高小鼠应激能力、增强免疫功能、调节血糖含量、保护心血管系统、加速遭受放射线损伤机体的修复等作用。

【临床新用】

1.感冒：黄芪水煎液口服或喷鼻，对易患感冒者有一定的预防作用。

2.病毒性心肌炎：黄芪注射液（40g）静滴或口服黄芪冲剂（15g），并配合抗心律失常药治疗，有较好疗效。

3.冠心病：黄芪注射液 40mL 静脉注射治疗，有明显疗效。

4.心力衰竭：黄芪注射液（20g）加入 5％葡萄糖溶液中静滴，治疗后病人心功能普遍改善 1～2 个等级。

5.肝炎：黄芪口服液（10g），每日 2 次，治疗慢性乙型肝炎 102 例，能明显改善临床症状，并降低血清 ALT 水平，其恢复率可达 74.2％。黄芪注射液治疗慢性迁延性肝炎、慢性活动性肝炎，疗效显著。

6.慢性胆囊炎：用黄芪配乌梅、郁金等。治疗急性胆囊炎，则伍金银花、败酱草、大黄、乌梅等。

7. 病毒性肠炎：黄芪注射液治疗病毒性肠炎 83 例，80.7％的病人 4 日内停止腹泻；治疗婴幼儿秋季腹泻 130 例，总有效率为 84.6％。

8. 糖尿病肾病：黄芪注射液 50mL（100g）加入生理盐水 200mL 中静脉滴注，每日 1 次，治疗早期糖尿病肾病 33 例，治疗后 24 小时尿蛋白排泄量显著下降。

9. 糖尿病：黄芪注射液 20 ～ 40mL 加入生理盐水 200mL 中静脉滴注，每日 1 次，10 日为一疗程，同时加服降糖药物。治疗 40 例住院病人，临床症状得到明显改善者占 87.5％。

10. 消化性溃疡：用黄芪健中冲剂治疗 39 例患者，每日 3 次，每次 1 包，治愈率 74.3％，总有效率（治愈加显效）为 87.1％。

山茱萸解

【张锡纯解】

山茱萸味酸性温，大能收敛元气，振作精神，固涩滑脱。因得木气最厚，收涩之中兼具条畅之性，故又通利九窍，流通血脉，治肝虚自汗，肝虚胁疼腰疼，肝虚内风萌动。且敛正气而不敛邪气，与他酸敛之药不同，是以《本经》谓其逐寒湿痹也。其核与肉之性相反，用时务须将核去净，近阅医报有言核味涩，性亦主收敛，服之恒使小便不利，椎破尝之，果有有涩味者，其说或可信。

【验案】

友人毛仙阁之哲嗣印棠，年二十余。于孟冬得伤寒证，调治十余日，表里皆解。忽遍身发热，顿饭顷，汗出淋漓热顿解，须臾又热又汗，若是两昼夜，势近垂危。仓猝迎愚诊治，及至见汗出，浑身如洗，目上窜不露黑睛，左脉微细模糊，按之即无，此肝胆虚极，而元气欲脱也。盖肝胆虚者，其病象为寒热往来，此证之忽热忽汗，亦即寒热往来之意。急用净山茱萸二两煎服，热与汗均愈其半，遂为疏方用净山茱萸二两、生龙骨、生牡蛎各一两、生杭白芍六钱、野台参四钱、炙甘草二钱（此方名来复汤），连服两剂，病若失。

一人年四十余，外感痰喘，愚为治愈。但脉浮力微，按之即无。愚曰："脉象无根，当服峻补之剂，以防意外之变。"病家谓病人从来不受补药，服之则发狂疾，峻补之药，实不敢用。愚曰："既畏补药如是，备用亦可。"病家依愚言。迟半日忽发喘逆，又似无气以息，汗出遍体，四肢逆冷，身躯后挺，危在顷刻。急用净山茱萸四两，爆火煎一沸则饮下，汗与喘皆微止。又添水再煎数沸饮下，病又见愈。复添水将原渣煎透饮下，遂汗止喘定，四肢之厥逆亦回。

邻村李子勋，年五旬，偶相值，求为诊脉，言前月有病服药已愈，近觉身体清爽，未知脉象何如。诊之，其脉尺部无根，寸部摇摇有将脱之势，因其自谓病愈，若遽悚以危语，彼必不信，姑以脉象平和答之。遂秘谓其侄曰："令叔之脉甚危险，当服补敛之药，以防元气之暴脱。"其侄向彼述之，果不相信。后二日，忽遣人迎愚，言其骤然眩晕不起，求为诊治。既至见其周身颤动，头上汗出，言语错乱，自言心怔忡不能支持，其脉上盛下虚之象较前益甚，急投以净山茱萸两半，生龙骨、生牡蛎、野台党参、生代赭石各五钱，一剂即愈。继将山茱萸改用一两，加生山药八钱，连服数剂，脉亦复常。
按：此方代赭石之分量，宜稍重于台党参。

邻村李志绾，年二十余，素伤烟色，偶感风寒，医者用表散药数剂治愈。间日，忽遍身冷汗，心怔忡异常，自言气息将断，急求为调治。诊其脉浮弱无根，左右皆然。愚曰："此证虽危易治，得山茱萸数两，可保无虞。"时当霖雨，药坊隔五里许，遣快骑冒雨急取净山茱萸四两，人参五钱。先用净山茱萸二两煎数沸，急服之，心定汗止，气亦接续，又将人参切作小块，用所余净山茱萸煎浓汤送下，病若失。

邑许孝子庄赵叟，年六十三岁，于仲冬得伤寒证，痰喘甚剧。其脉浮而弱，不任循按，问其平素，言有劳病，冬日恒发喘嗽。再三筹思，强治以小青龙汤去麻黄，加杏仁、生石膏，为其脉弱，俾预购补药数种备用。服药后喘稍愈，再诊其脉微弱益甚，遂急用净山茱萸一两，生龙骨、生牡蛎各六钱，野台党参四钱，生杭白芍三钱为方，皆所素购也。煎汤甫成，此时病人呼吸俱微，自觉气息不续，急将药饮下，气息遂能接续。

又其族弟某，年四十八，大汗淋漓，数日不止，衾褥皆湿，势近垂危，询方于愚。俾用净山茱萸二两，煎汤饮之，其汗遂止。翌晨迎愚诊视，其脉沉迟细弱，而右部之沉细尤甚，虽无大汗，遍体犹湿。疑其胸中大气下陷，询之果觉胸中气不上升，有类巨石相压，乃恍悟前次之大汗淋漓，实系大气陷后，卫气无所统摄而外泄也。遂用生黄芪一两，净山茱萸、知母各三钱，一剂胸次豁然，汗亦尽止，又服数剂以善其后。

按：此证若非胸中大气虚陷，致外卫之气无所统摄而出汗者，投以生黄芪一两，其汗出必愈甚，即重用炙黄芪汗出亦必愈甚也。然此中理蕴甚深，拙著升陷汤后，发明大气之作用，大气下陷之病状，及黄芪所以能止汗之理，约数千言，兹不胜录也。

一妊妇得霍乱证，吐泻约一昼夜，病稍退，胎忽滑下。觉神气顿散，心摇摇似不能支持，迎愚诊视。既至则病势大革，殓服在身，将舁诸床，病家欲竟不诊视。愚曰："一息犹存，即可挽回。"诊之脉若有若无，气息奄奄，呼之不应，取药无及。其东邻为愚表兄刘玉珍，家有购药二剂未服，亦系愚方，共有山茱萸六钱，急拣出煎汤灌下，气息稍大，呼之能应。又购取净山茱萸、生山药各二两，煎汤一大碗，徐徐饮下，精神顿复。

邻村黄龙井庄周某，年三十许。当大怒之后，渐觉腿疼，日甚一日，两月之后，卧床不能转侧。医者因其得之恼怒之余，皆用疏肝理气之药，病转加剧。诊其脉左部微弱异常，自言凡疼甚之处皆热，恍悟《内经》谓过怒则伤肝，所谓伤肝者，乃伤肝经之气血，非必郁肝经之气血也。气血伤则虚弱随之，故其脉象如是也。其所以腿疼且觉热者，因肝主疏泄，中藏相火，肝虚不能疏泄，相火即不能逍遥流行于周身，以致郁于经络之间，与气血凝滞而作热作疼，所以热剧之处疼亦剧也。投以净山茱萸一两，知母六钱，当归、丹参、乳香、没药各三钱（方名取曲直汤），连服十剂，热消疼止，步履如常。

邑友人丁翙仙之令堂，年近七旬，陡然腿疼，不能行动，夜间疼不能寐。翙仙驱车迎愚，且谓脉象有力，当是火郁作痛。及诊其脉，大而且弦，问其心中，亦无热意。愚曰："此脉非有火之象，其大也乃脾胃过虚，真气外泄也；其弦也肝胆失和，木盛侮土也。"为疏方用净山茱萸、白术各六钱，人参、白芍各三钱，当归、陈皮各二钱，厚朴、乳香、没药各钱半，煎服数剂全愈。

邑六间房村王某，年二十余，资禀羸弱，又耽烟色，于秋初病虐，两旬始愈。一日大便滑泻数次，头面汗出如洗，精神颓废，昏昏似睡，其脉上盛下虚，两寸摇摇，两尺无根，数至七至，延医二人，皆不疏方。愚后至，为拟方：净山茱萸、大熟地各一两，生山药、生龙骨、生牡蛎各六钱，茯苓、生杭白芍各三钱，乌附子一钱（方名既济汤），服一剂而醒，又服两剂遂复初。

沧州友人张寿田，曾治一少年，素患心疼，发时昼夜号呼。医者屡用药开通，致大便滑泻，虚气连连下泄，汗出如洗，目睛上泛，心神惊悸，周身瞤动，须人手按，而心疼如故。延医数人，皆不疏方。寿田投以前方，将山茱萸倍作二两，连进两剂，诸病皆愈，心疼竟从此除根。

寿田之侄甲升，从愚学医。曾治一人，年三十余，于季冬负重贸易，日行百里，歇息时又屡坐寒地，后觉腿疼不能行步，浸至卧床不能转侧，周身筋骨似皆痿废，延医调治罔效。甲升治以曲直汤，方中当归、丹参、乳香、没药皆改用四钱，去知母，加黄芪一两，服至五剂后，腿即不疼，又服十余剂全愈。

奉天开原友人，田聘卿之夫人，年五十余，素有心疼证，屡服理气活血之药，未能除根。一日反复甚剧，服药数剂，病未轻减。聘卿见拙著既济汤后，载有张寿田所治心疼医案，心有会悟，遂用其方加没药、五灵脂各数钱，连服数剂全愈，至此二年，未尝反复。由是观之，山茱萸诚得木气最厚，故味虽酸敛，而性仍条畅，凡肝气因虚不能条畅而作疼者，服之皆可奏效也。

按：山茱萸酸敛之性，以之止汗固脱，犹在人意中，以之治心腹肢体疼痛，诚出人意外。然山茱萸主寒湿痹，《本经》原有明文，凡心腹肢体有所疼痛，皆其气血之痹而不行也。遵《本经》之旨以制方，而果能投之即效，读本草者，曷弗注意于《本经》哉。

山茱萸之性，又善治内部血管或肺络破裂，以致咳血、吐血久不愈者。曾治沧州路家庄马氏少妇，咳血三年，百药不效，即有愈时，旋复如故。后愚为诊视，其夜间多汗，遂用净山茱萸、生龙骨、生牡蛎各一两，俾煎服，拟先止其汗，果一剂汗止，又服一剂咳血亦愈。盖从前之咳血久不愈者，因其肺中之络，或胃中血管有破裂处，山茱萸与龙骨、牡蛎同用，以涩之、敛之，故咳血亦随之愈也。又治本村表弟张权，年三十许，或旬日，或浃辰之间，必吐血数口，浸至每日必吐，亦屡治无效。其脉近和平，微有芤象，亦治以此方，三剂全愈。后又将此方加三七细末三钱，煎药汤送服，以治咳血吐血之久不愈者，约皆随手奏效。其方名补络补管汤，若遇吐血之甚者，宜再加代赭石五六钱，与前三味同煎汤，送服三七细末更效。

山茱萸之性，又善息内风。族家嫂，产后十余日，周身汗出不止，且四肢发搐，此因汗出过多而内风动也。急用净山茱萸、生山药各二两，俾煎汤服之，两剂愈。

至外感之邪不净而出汗者，亦可重用山茱萸以敛之。邑进士张日睿之公子，年十八九，因伤寒服表药太过，汗出不止，心中怔忡，脉洪数不实，大便数日未行。为疏方用净山茱萸、生山药、生石膏各一两，知母、生龙骨、生牡蛎各六钱，甘草二钱，煎服两剂全愈。

门生万泽东，曾治一壮年男子，因屡经恼怒之余，腹中常常作疼。他医用通气、活血、消食、祛寒之药，皆不效。诊其脉左关微弱，知系怒久伤肝，肝虚不能疏泄也。遂用净山茱萸二两，佐以当归、丹参、柏子仁各数钱，连服数剂，腹疼遂愈。后凡遇此等证，投以此方皆效。

【现代药理新解】

山茱萸主含山茱萸苷、皂苷、鞣质、熊果酸、没食子酸、苹果酸、酒石酸及维生素 A。有利尿、降压作用；对痢疾杆菌、金黄色葡萄球菌及堇毛癣菌等有不同程度的抑制作用；体外试验能抑制腹水癌细胞，对于因化疗及放疗所致的白细胞下降，有使其升高的作用；有抗组织胺作用；有较弱的兴奋副交感神经作用；所含的鞣质有收敛作用。

【临床新用】

1. 复发性口疮：山茱萸研末，陈醋调糊敷贴双足涌泉穴，治疗单纯性口腔溃疡 92 例，总有效率为 87%。

2. 肩周炎：山茱萸（去核）35g，水煎服或代茶泡服，治疗肩周炎 29 例，效果好，肩关节活动、功能得以改善或恢复，疼痛消失。

3. 糖尿病：胜甘汤（山茱萸、五味子、乌梅、苍术）饭前温服，治疗 110 例，总有效率为 85.4%，可使病人血糖、尿糖均改善，体重增加。

白术解

【张锡纯解】

白术性温而燥，气香不窜，味苦微甘微辛，善健脾胃、消痰水、止泄泻。治脾虚作胀，脾湿作渴，脾弱四肢运动无力，甚或作疼。与凉润药同用，又善补肺；与升散药同用，又善调肝；与镇安药同用，又善养心；与滋阴药同用，又善补肾。为其具土德之全，为后天资生之要药，故能于金、木、水、火四脏，皆能有所补益也。

又於术色黄气香，乃浙江於潜所产白术也。色黄则属土，气香则醒脾，其健补脾胃之功，迥异于寻常白术。

【验案】

一妇人年三十许，泄泻半载，百药不效，脉象濡弱，右关尤甚。知其脾胃虚也，俾用生白术轧细焙熟，再用熟枣肉六两，和为小饼，炉上炙干，当点心服之，细细嚼咽，未尽剂而愈。

一妇人因行经下血不止，服药旬余无效，势极危殆。诊其脉象浮缓，按之即无，问其饮食不消，大便滑泻。知其脾胃虚甚，中焦之气化不能健运统摄，下焦之气化因之不固也。遂于治下血药中，加白术一两，生鸡内金一两，服一剂血即止，又服数剂以善其后。

一室女腿疼，几不能步，治以健运汤而愈。次年旧病复发，又兼腰疼，再服前方不效。诊其脉，右关甚濡弱，询其饮食甚少，遂用白术六钱，当归、陈皮各二钱，厚朴、乳香、没药各钱半（方名振中汤），服后饮食加多，至旬余，腰腿之疼全愈。

一媪年过六旬，陡然腿疼不能行动，夜间疼不能寐。其左部之脉大而弦，右部之脉大而浮，重诊之似有力非真有力，问其心中不觉凉热。乃知此非有火之脉，其大而浮也，乃脾胃过虚，真气外泄也；其大而弦也，乃肝胆失和，木盛侮土也。治以前方，加人参、白芍、净山茱萸各数钱，补脾胃之虚，即以抑肝胆之盛，数剂而愈。

一人年二十二，喘逆甚剧，脉数至七至，投以滋阴兼纳气、降气之剂不效。后于方中加白术数钱，将药煎出，其喘促亦至极点，不能服药，将药重温三次，始强服下，一剂喘即见轻，连服数剂全愈。后屡用其方以治喘证之剧者，多有效验。

一少年咽喉常常发干，饮水连连不能解渴。诊其脉微弱迟濡，当系脾胃湿寒，不能健运，以致气化不升也。投以四君子汤加干姜、桂枝尖，方中白术重用两许，一剂其渴即止。

【现代药理新解】

白术含挥发油，油中主要成分为苍术酮，白术内酯 A、B 及糖类（主要为甘露糖、果糖等）。白术有强壮、利尿、降血糖、抗血凝作用，并能保护肝脏，防止四氯化碳所致肝糖原减少。

【临床新用】

1. 水肿：治疗肾性水肿，常与桂枝、茯苓配伍，以温阳利水，改善肾功能，消除蛋白尿。肝性水肿，常与茯苓、泽泻配伍。营养不良性水肿、妊娠性水肿，均可与五皮饮合用。

2. 胃肠疾患：急性胃炎、胃及十二指肠溃疡、胃扩张、胃下垂、霍乱吐泻及胃神经官能症等。证属脾胃虚弱者，常与人参、茯苓、甘草配伍，如四君子汤。脘腹冷痛、呕吐、腹泻者，则与人参、干姜、炙甘草配伍，如理中汤。消化不良，脘腹满闷者，可与枳实配伍，如枳术丸。

3. 便秘：白术 60g，生地黄 30g，升麻 3g。水煎服，每日 1 剂。

4. 肝病：本品有保肝作用，治疗肝病，可重用本品。治疗肝硬化腹水，用白术 30～60g，再辨证加味。慢性肝炎，用白术 30g。白术有抗癌作用，治疗原发性肝癌，用白术 60～100g，同时辨证加味。

5. 先兆流产：对于胎动不安，属气虚者配伍人参，属热者配伍黄芩，属寒者配伍艾叶。

6. 梅尼埃病：药用白术 30g，配伍泽泻 18g，党参 15g，茯苓 12g，牛膝 9g。

代赭石解

【张锡纯解】

代赭石色赤，性微凉，能生血兼能凉血，而其质重坠。又善镇逆气、降痰涎、止呕吐、通燥结，用之得当能建奇效。生研服之不伤肠胃，即服其稍粗之末亦与肠胃无损。且生服则氧气纯全，大能养血，故《本经》谓其治赤沃漏下，《日华》谓其治月经不止也。若煅用之即无斯效，煅之复以醋淬之，尤非所宜。且性甚和平，虽降逆气而不伤正气，通燥结而毫无开破，原无需乎煅也。

【验案】

邻村迟某，年四十许，当上脘处发疮，大如核桃，破后调治三年不愈。疮口大如钱，自内溃烂，循胁渐至背后，每日自背后排挤至疮口流出脓水若干。求治于愚，自言患此疮后三年未尝安枕，强卧片时，即觉有气起自下焦，上逆冲心。愚曰："此即子疮之病根也。"俾用生芡实一两煮浓汁，送服生代赭石细末五钱，遂可安卧。又服数次，彻夜稳睡。盖气上逆者乃冲气之上冲，用代赭石以镇之，芡实以敛之，冲气自安其宅也。继用活络效灵丹（当归、丹参、乳香、没药各五钱），加生黄芪、生代赭石各三钱煎服，日进一剂，半月全愈。

邻村毛姓少年，于伤寒病瘥后，忽痰涎上壅，杜塞咽喉，几不能息。其父知医，用手大指点其天突穴（宜指甲贴喉，指端着穴，向下用力，勿向内用力），息微通，急迎愚调治。遂用香油二两炖热，调麝香一分灌之，旋灌旋即流出痰涎若干。继用生代赭石一两，人参六钱，苏子四钱，煎汤，徐徐饮下，痰涎顿开。

天津杨柳青陆军连长周良坡夫人，年三十许。连连呕吐，五六日间勺水不存，大便亦不通行，自觉下脘之处疼而且结，凡药之有味者入口即吐，其无味者须臾亦复吐出，医者辞不治。后愚诊视其脉有滑象，上盛下虚，疑其有妊，询之月信不见者五十日矣，然结证不开，危在目前，《内经》谓"有故无殒，亦无殒也"。遂单用代赭石二两，煎汤饮下，觉药至结处不能下行，复返而吐出。继用代赭石四两，又重罗出细末两许，将余三两煎汤，调细末服下，其结遂开，大便亦通，自此安然无恙，至期方产。

或问：代赭石《别录》谓其坠胎，今治妊妇竟用代赭石如此之多，即幸而奏效，岂非行险之道乎？答曰：愚生平治病，必熟筹其完全而后为疏方，初不敢为孤注之一掷也。代赭石质重，其镇坠之力原能下有形滞物，若胎至六七个月时，服之或有妨碍，至受妊之初，因恶阻而成结证，此时其胞室之中不过血液凝结，代赭石毫无破血之弊，且有治赤沃与下血不止之效，重用之亦何妨乎？况此证五六日间，勺饮不能下行，其气机之上逆，气化之壅滞，已至极点，以代赭石以降逆开壅，不过调脏腑之气化使之适得其平，又何至有他虞乎？

广平县教员吕子融夫人，年二十余，因恶阻呕吐甚剧。九日之间饮水或少存，食物则尽吐出。时方归宁，其父母见其病剧，送还其家，医者皆以为不可治。时愚初至广平寓学舍中，子融固不知愚能医也。因晓之曰："恶阻焉有不可治者，亦视用药何如耳。"子融遂延为诊视，脉象有力，舌有黄苔，询其心中发热，知系夹杂外感，遂先用生石膏两半，煎汤一茶杯，防其呕吐，徐徐温饮下，热稍退。继用生代赭石二两，煎汤一大茶杯，分两次温饮下，觉行至下脘作疼，不复下行转而上逆吐出，知其下脘所结甚坚，原非轻剂所能通。亦用生代赭石细末四两，从中再罗出极细末一两，将余三两煎汤，送服其极细末，其结遂开，从此饮食顺利，及期而产。

一室女，中秋节后，感冒风寒，三四日间，胸膈满闷，不受饮食，饮水一口亦吐出，剧时恒以手自挠其胸。脉象滑实，右部尤甚，遂单用生代赭石细末两半，俾煎汤温饮下，顿饭顷仍吐出。盖其胃口皆为痰涎壅滞，药不胜病，下行不通复转而吐出也。遂更用代赭石四两，煎汤一大碗，分三次陆续温饮下，胸次遂通，饮水不吐。翌日，脉象洪长，其舌苔从先微黄，忽变黑色，又重用白虎汤连进两大剂，每剂用生石膏四两，分数次温饮下，大便得通而愈。

一媪年过六旬。当孟夏晨饭时，忽闻乡邻有斗者，出视之，见强者凌弱太过，心甚不平，又兼饭后有汗受风，遂得温病，表里俱热，心满腹疼，饮水须臾仍吐出。七八日间，大便不通，脉细数，按之略实。自言心中烦渴，饮水又不能受。从前服药止吐，其药亦皆吐出。若果饮水不吐，犹可望愈。愚曰：易耳。遂用代赭石、瓜蒌仁各二两，苏子六钱，又加生石膏二两，野台党参五钱，煎汤一大碗，俾分三次温饮下。晚间服药，翌晨大便得通而愈。当其服药之先，曾俾用净山茱萸二两煎汤，以备下后心中怔忡及虚脱，迨大便通后，心中微觉怔忡，服之而安。

奉天小南门里，连奉澡堂司账曲玉轩，年三十余，得瘟病，两三日恶心作呕吐，五日之间饮食不能下咽，来院求为诊治。其脉浮弦，数近六至，重按无力，口苦心热，舌苔微黄。因思其脉象浮弦者，阳明与少阳合病也；二经之病机相并上冲，故作呕吐也；心热口苦者，内热已实也；其脉无力而数者，无谷气相助又为内热所迫也。因思但用生代赭石煮水饮之，既无臭味，且有凉镇之力，或可不吐。遂用生代赭石二两，煎水两茶杯，分二次温饮下，饮完仍复吐出，病人甚觉惶恐，加以久不饮食，形状若莫可支持。愚曰："无恐，再用药末数钱，必能立止呕吐。"遂单用生代赭石细末五钱，开水送服，觉恶心立止，须臾胸次通畅，进薄粥一杯，下行顺利。从此饮食不复呕吐，而心中犹发热，舌根肿胀，言语不利，又用生石膏一两，丹参、乳香、没药、连翘各三钱，连服两剂全愈。

　　癸亥秋，愚在奉天同善堂医学校讲药性，有学生李庆霖之族姊来奉，病于旅邸。屡经医治无效，病势危急，庆霖求为诊治。其周身灼热，脉象洪实，心中烦躁怔忡，饮食下咽即呕吐，屡次所服之药，亦皆呕吐不受。视其舌苔黄厚，大便数日未行，知其外感之热已入阳明之腑，又挟胃气上逆，冲气上冲也。为疏方用生代赭石细末八钱，生石膏细末两半，瓜蒌仁一两，玄参、天冬各六钱，甘草二钱，将后五味煎汤一大茶杯，先用开水送服代赭石细末，继将汤药服下，遂受药不吐，再服一剂全愈。

　　拙著《医学衷中参西录》有醴泉饮方，治虚劳发热，或喘或嗽，脉数而弱。方用生山药一两，大生地五钱，人参、玄参、天冬、生代赭石各四钱，牛蒡子三钱，甘草二钱。初制此方时原无代赭石有丹参三钱，以运化人参之补力，用之多效。后治一少妇信水数月不行，时作寒热，干嗽连连，且兼喘逆，胸膈满闷不思饮食，脉数几至七至。治以有丹参原方不效，遂以代赭石易丹参，一剂嗽与喘皆愈强半，胸次开通，即能饮食。又服数剂，脉亦和缓。共服二十剂，诸病全愈。后凡治妇女月闭血枯，浸至劳嗽，或兼满闷者，皆先投以此汤。俾其饮食增加，身体强壮，经水自通。间有瘀血暗阻经道，或显有癥瘕可征者，继服拙拟理冲汤丸，以消融之，则妇女无难治之病矣。

　　沈阳商人娄顺田，年二十二，虚劳咳嗽，形甚羸弱，脉数八至，按之即无。细询之，自言曾眠热炕之上，晨起觉心中发热，从此食后即吐出，夜间咳嗽甚剧，不能安寝，因二十余日寝食俱废，遂觉精神恍惚，不能支持。愚闻之，知脉象虽危，仍系新证，若久病至此，诚难挽回矣。遂投以醴泉饮，为其呕吐将代赭石改用一两，一剂吐即止，可以进食，嗽亦见愈，从前多日未大便，至此大便亦通下。如此加减服之，三日后，脉数亦见愈，然犹六至余，心中犹觉发热。遂将玄参、生地皆改用六钱，又每日于午时用白蔗糖冲水，送服阿司匹林七厘许，数日诸病皆愈，脉亦复常。

沈阳苏惠堂年三十许，劳嗽二年不愈。动则作喘，饮食减少，更医十余人，服药数百剂，分毫无效，羸弱转甚。其姊丈李生在京师见《医学衷中参西录》，大加赏异，急邮函俾其来院诊治。其脉数六至，虽细弱仍有根柢，知其可治，自言上焦恒觉发热，大便四五日一行，时或干燥，投以醴泉饮。为其便迟而燥，代赭石改用六钱，又加鸡内金二钱，恐其病久脏腑经络多瘀滞也。数剂后，饭量加增，心中仍有热时，大便已不燥，间日一行。遂去代赭石二钱，加知母二钱，俾于晚间服汤药后，用白蔗糖水送服阿司匹林四分瓦之一，得微汗后，令于日间服之，不使出汗，数日不觉发热，脉亦复常。惟咳嗽未能全愈，又用几阿苏六分，薄荷油四分，和以绿豆粉为丸，梧桐子大，每服三丸，日两次。汤药仍照方服之，五六日后，咳嗽亦愈，身体从此康健。

人参可以救气分之脱，至气欲上脱者，但用人参转有助气上升之弊，必与代赭石并用，方能引气归原，更能引人参补益之力下行，直至涌泉。友人毛仙阁次男媳，劳心之后，兼以伤心，忽喘逆大作，迫促异常。仙阁知医，自治以补敛元气之药，觉胸中窒碍不能容受，更他医以为外感，投以小青龙汤喘益甚。延愚诊视，其脉浮而微数，按之即无，知为阴阳两虚之证。盖阳虚则元气不能自摄，阴虚而肝肾又不能纳气，故其喘若是之剧也。遂用代赭石、龙骨、牡蛎、山茱萸各六钱，野台党参、白芍各四钱，山药、芡实各五钱，苏子二钱，惟苏子炒熟，余皆生用（方名参赭镇气汤），煎服后，未及覆杯，病人曰："吾有命矣。"询之，曰："从前呼吸惟在喉间，今则转落丹田矣。"果一剂病愈强半，又服数剂全愈。后用此方治内伤之喘，愈者不胜记。

参、赭并用，不但能纳气归原也，设如逆气上干，填塞胸臆，或兼呕吐，其证之上盛下虚者，皆可参、赭并用以治之。友人毛仙阁治一妇人，胸次郁结，饮食至胃不能下行，时作呕吐，其脉浮而不任重按。仙阁用代赭石细末六钱，浓煎人参汤送下，须臾腹中如爆竹之声，胸次、胃中俱觉通豁，从此饮食如常，传为异事。

又友人高夷清曾治一人，上焦满闷，不能饮食，常觉有物窒塞，医者用大黄、瓜蒌实陷胸之品，十余剂，转觉胸中积满，上至咽喉，饮水一口即溢出。夷清用代赭石二两，人参六钱，俾煎服，顿觉窒塞之物降至下焦，又加当归、肉苁蓉，再服一剂，降下瘀滞之物若干，病若失。

《内经》谓阳明厥逆，喘咳，身热，善惊，衄、呕血。黄坤载衍《内经》之旨，谓血之失于便溺者，太阴之不升也；亡于吐衄者，阳明之不降也。是语深明《内经》者也。盖阳明胃气，以息息下降为顺，时或不降，则必壅滞转而上逆，上逆之极，血即随之上升而吐衄作矣。治吐衄之证，当以降胃为主，而降胃之药，实以代赭石为最效。然胃之所以不降，有因热者，宜降之以代赭石，而以瓜蒌仁、白芍诸药佐之；其热而兼虚者，可兼佐以人参；有因凉者，宜降以代赭石而以干姜、白芍诸药佐之（因凉犹用白芍者，防干姜之热侵肝胆也。然吐衄之证，由于胃气凉而不降者甚少）；其凉而兼虚者，可兼佐以白术；有因下焦虚损，冲气不摄上冲胃气不降者，宜降以代赭石而以生山药、生芡实诸药佐之；有因胃气不降，致胃中血管破裂，其证久不愈者，宜降以代赭石，而以龙骨、牡蛎、三七诸药佐之。无论吐衄之证，种种病因不同，疏方皆以代赭石为主，而随证制宜，佐以相当之药品，吐衄未有不愈者。

近治奉天商埠警察局长张厚生，年近四旬，陡然鼻中衄血甚剧，脉象关前洪滑，两尺不任重按，知系上盛下虚之证，自言头目恒不清爽，每睡醒舌干无津，大便甚燥，数日一行。为疏方代赭石、生地黄、生山药各一两，当归、白芍、生龙骨、生牡蛎、怀牛膝各五钱，煎汤送服旱三七细末二钱（凡用生地治吐衄者，皆宜佐以三七，血止后不至瘀血留于经络），一剂血顿止。后将生地减去四钱，加熟地、枸杞各五钱，连服数剂，脉亦平和。

伤寒下早成结胸，瘟疫未下亦可成结胸。所谓结胸者，乃外感之邪与胸中痰涎互相凝结，滞塞气道，几难呼吸也。仲景有大陷胸汤丸，原为治此证良方，然因二方中皆有甘遂，医者不敢轻用，病家亦不敢轻服，一切利气理痰之药，又皆无效，故恒至束手无策。向愚治此等证，俾用新炒瓜蒌仁四两，捣碎煮汤服之，恒能奏效。后拟得一方，用代赭石、瓜蒌仁各二两，苏子六钱（方名荡胸汤），用之以代大陷胸汤、丸，屡试皆能奏效。若其结在胃口，心下满闷，按之作疼者，系小陷胸汤证，又可将方中分量减半以代小陷胸汤，其功效较小陷胸汤尤捷。自拟此方以来，救人多矣，至寒温之证已传阳明之腑，却无大热，惟上焦痰涎壅滞，下焦大便不通者，亦可投以此方（分量亦宜斟酌少用），上清其痰，下通其便，诚一举两得之方也。

至寒温之证，不至结胸及心下满闷，惟逆气挟胃热上冲，不能饮食，并不能受药者，宜代赭石与清热之药并用。曾治奉天大东关安家靴铺安显之夫人，年四十余，临产双生，异常劳顿，恶心呕吐，数日不能饮食，服药亦恒呕吐，精神昏愦，形势垂危，群医辞不治。延愚诊视，其脉洪实，面有火色，舌苔黄厚，知系产后温病，其呕吐若是者，阳明腑热已实，胃气因热而上逆也。遂俾用玄参两半，代赭石一两，同煎服，一剂即热退呕止，可以受食。继用玄参、白芍、连翘以清其余热，病遂全愈。至放胆用玄参而无所顾忌者，以玄参原宜于产乳，《本经》有明文也。

下有实寒、上有浮热之证，欲用温热之药以祛其寒，上焦恒格拒不受，惟佐以代赭石使之速于下行，直达病所，上焦之浮热转能因之下降。曾治邻村星马村刘某，因房事后恣食生冷，忽然少腹抽疼，肾囊紧缩，大便不通，上焦兼有烦热。医者投以大黄附子细辛汤，上焦烦热益甚，两胁疼胀，便结囊缩，腹疼如故。病家甚觉惶恐，求为诊视。其脉弦而沉，两尺之沉尤甚。先用醋炒葱白熨其脐及脐下，腹中作响，大有开通之意，囊缩腹疼亦见愈，便仍未通。遂用代赭石二两，乌附子五钱，当归、苏子各一两，煎汤饮下，即觉药力下行，过两句钟俾煎渣饮之，有顷降下结粪若干，诸病皆愈。

膈食之证，千古难治之证也。《伤寒论》有旋覆代赭石汤，原治伤寒汗吐下解后，心下痞硬噫气不除。周扬俊、喻嘉言皆谓治膈证甚效。然《本经》谓旋覆花味咸，若真好旋覆花实咸而兼有辛味（敝邑武帝台污产旋覆花咸而辛），今药坊间所鬻旋覆花皆甚苦，实不堪用。是以愚治膈证，恒用其方去旋覆花，将代赭石加重，其冲气上冲过甚，兼大便甚干结者，代赭石恒用至两许，再加当归、柿霜、天冬诸药以润燥生津，且更临时制宜，随证加减，治愈者不胜录。盖此证因胃气衰弱，不能撑悬贲门，下焦冲气又挟痰涎上冲，以杜塞之，是以不受饮食。故用人参以壮胃气，气壮自能撑悬贲门，使之宽展；代赭石以降冲气，冲降自挟痰涎下行，不虑杜塞，此方之所以效也。若药房间偶有咸而且辛之旋覆花，亦可斟酌加入，然加旋覆花又须少减代赭石也。此证有因贲门肿胀，内有瘀血致贲门窄小者，宜于方中加苏木、䗪虫各二钱。

头疼之证，西人所谓脑气筋病也。然恒可重用代赭石治愈。近在奉天曾治安东何道尹犹女，年二十余岁，每日至巳时头疼异常，左边尤甚，过午则愈。先经东人治之，投以麻醉脑筋之品不效。后求为诊视，其左脉浮弦有力者，系少阳之火挟心经之热，乘阳旺之时而上升，以冲突脑部也。为疏方代赭石、龙骨、牡蛎、龟甲、山茱萸、白芍各六钱，龙胆草二钱，药料皆用生者，煎服一剂，病愈强半，又服两剂全愈。隔数日，又治警察厅书记鞠一鸣夫人，头疼亦如前状，仍投以此方两剂全愈。

癫狂之证，亦西人所谓脑气筋病也，而其脑气筋之所以病者，因心与脑相通之道路为痰火所充塞也。愚恒重用代赭石二两，佐以大黄、朴硝、半夏、郁金，其痰火甚实者，间或加甘遂二钱（为末送服），辄能随手奏效。诚以代赭石重坠之力，能引痰火下行，俾心脑相通之路毫无滞碍，则脑中元神，心中识神自能相助为理，而不至有神明瞀乱之时也。在奉天曾治洮昌都道尹公子凤巢，年近三旬，癫狂失心，屡经中西医治疗，四载分毫无效。来院求为诊治，其脉象沉实，遂投以上所拟方，每剂加甘遂二钱五分，间两日一服（凡药中有甘遂,不可连服),其不服汤药之二日,仍用代赭石、朴硝细末各五钱,分两次服下,如此旬余而愈。

痫风之证,千古难治之证也。庚申岁,在奉天立达医院因诊治此等证,研究数方,合用之,连治数人皆愈。一方用代赭石六钱,白术、酒曲(用神曲则无效且宜生用)、半夏、龙胆草、生明没药各三钱,此系汤剂;一方用真黑铅四两,铁锅内熔化,再加硫黄细末二两,撒于铅上,硫黄皆着,急用铁铲拌炒之,铅经硫黄烧炼,皆成红色,因拌炒结成砂子,取出晾冷,碾轧成饼者(系未化透之铅)去之,余者再用乳钵研极细末,搀朱砂细末与等分,再少加蒸熟麦面(以仅可作丸为度),水和作丸,半分重(干透足半分);一方用西药臭剥、臭素、安母纽谟各二钱,抱水过鲁拉尔一钱,共研细,搀蒸熟麦面四钱,水和为丸,桐子大。上药早晚各服西药十四丸,午时服铅硫朱砂丸十二丸,日服药三次,皆煎汤剂送下,汤药一剂可煎三次,以递送三次所服丸药,如此服药月余,痫风可以除根。《内经》云:"诸风掉眩,皆属于肝。"肝经风火挟痰上冲,遂致脑气筋顿失其所司,周身抽掣,知觉全无,代赭石含有铁质,既善平肝,而其降逆之力又能协同黑铅、朱砂以坠痰镇惊,此其所以效也。而必兼用西药者,因臭剥、臭素诸药,皆能强制脑筋以治病之标,俾目前不至反复,而后得徐以健脾、利痰、祛风、清火之药以铲除其病根也。

方书所载利产之方,无投之必效者,惟方中重用代赭石,可应手奏效。族侄荫棠媳,临产三日不下,用一切催生药,胎气转觉上逆。因其上逆,心忽会悟,为拟方用代赭石二两,野台党参、当归各一两,煎服后,须臾即产下。后用此方,多次皆效,即骨盘不开者,用之开骨盘亦甚效。盖代赭石虽放胆用至二两,而有人参一两以补气,当归一两以生血，且以参、归之微温，以济代赭石之微凉，温凉调和，愈觉稳妥也。矧产难者，非气血虚弱，即气血壅滞不能下行，人参、当归虽能补助气血，而性皆微兼升浮，得代赭石之重坠则力能下行，自能与代赭石相助为理，以成催生之功也。至于当归之滑润，原为利产良药，与代赭石同用，其滑润之力亦愈增也。此方名大顺汤。用此方时，若加卫足花子（炒爆），或丈菊花瓣更效。

人之廉于饮食者，宜补以健脾之药，而纯用健补脾脏之品，恒多碍于胃气之降，致生胀满，是以补脾者宜以降胃之药佐之，而降胃之品又恒与气分虚弱者不宜。惟代赭石性善降胃，而分毫不伤气分，且补药性多温，易生浮热，代赭石性原不凉而能引热下行（所以诸家本草多言其性凉）。是以愚习用代赭石，不但以之降胃也，凡遇有虚热之证，或其人因热痰嗽，或其人因热怔忡，但问其大便不滑泻者，方中加以代赭石，则奏效必速也。

内中风之证，忽然昏倒不省人事，《内经》所谓"血之与气并走于上"之大厥也。亦即《史记·扁鹊仓公列传》所谓"上有绝阳之络，下有破阴之纽"之尸厥也。此其风非外来，诚以肝火暴动与气血相并，上冲脑部（西人剖验此证谓脑部皆有死血，或兼积水），惟用药镇敛肝火、宁息内风，将其上冲之气血引还，其证犹可挽回，此《金匮》风引汤所以用龙骨、牡蛎也。然龙骨、牡蛎，虽能敛火息风，而其性皆涩，欠下达之力，惟佐以代赭石则下达之力速，上逆之气血即可随之而下。曾治奉天大北关开醋房者杜正卿，忽然头目眩晕，口眼歪邪，舌强直不能发言，脉象弦长有力，左右皆然，视其舌苔白厚微黄，且大便数日不行，知其证兼内外中风也。俾先用阿司匹林瓦半，白糖水送下以发其汗，再用代赭石、生龙骨、生牡蛎、瓜蒌仁各一两，生石膏两半，菊花、连翘各二钱，煎汤，趁其正出汗时服之，一剂病愈强半，大便亦通。又按其方加减，连服数剂全愈。

又治邻村韩姓媪，年六旬。于外感病愈后，忽然胸膈连心下突胀，腹脐塌陷，头晕项强，妄言妄见，状若疯狂，其脉两尺不见，关前摇摇无根，数至六至，此下焦虚惫冲气不摄，挟肝胆浮热上干脑部乱其神明也。遂用代赭石、龙骨、牡蛎、山药、地黄（皆用生者）各一两，野台参、净山茱萸各八钱，煎服一剂而愈。又少为加减再服一剂以善其后。

又治邻村生员刘树帜，年三十许，因有恼怒，忽然昏倒不省人事，牙关紧闭，唇齿之间有痰涎随呼气外吐，六脉闭塞若无。急用作嚏之药吹鼻中，须臾得嚏，其牙关遂开。继用香油两余炖温，调麝香末一分灌下，半点钟时稍醒悟能作呻吟，其脉亦出，至数五至余，而两尺弱甚，不堪重按。知其肾阴亏损，故肝胆之火易上冲出。遂用代赭石、熟地、生山药各一两，龙骨、牡蛎、净山茱萸各六钱，煎服后豁然顿愈。继投以理肝补肾之药数剂，以善其后。

按：此等证，当痰火气血上壅之时，若人参、地黄、山药诸药，似不宜用，而确审其系上盛下虚，若扁鹊传所云云者，重用代赭石以辅之，则其补益之力直趋下焦，而上盛下虚之危机旋转甚速，莫不随手奏效也。

【现代药理新解】

代赭石主含三氧化二铁（Fe_2O_3），其中铁占70%、氧占30%，并含杂质镁、铝、硅和水分。所含铁质能促进红细胞及血红蛋白的新生；对肠管有兴奋作用，使肠蠕动亢进；对中枢神经有镇静作用；对离体蛙心有抑制作用。

【临床新用】

1. 便秘：对于肠梗阻或急性胆囊炎、胰腺炎等病所致大便秘结不通者，可用本品 30～60g，与大黄、芒硝等通下药配伍。

2. 癫痫：代赭石 5g，杏仁 20g，巴豆霜 5g，共研为细末，制蜜丸如小豆粒大小。成人每次口服 3 粒，每日 3 次，饭后服，如服药过程中无不良反应，可逐渐增量，每次最多不超过 5 粒，儿童酌减。

3. 内耳眩晕症：代赭石 45g，夏枯草、半夏、车前草各 18g，以上为 1 日量，制成糖浆 60mL，1 日分次服，或水煎 1 日分 2 次服。

4. 反流性胃炎：无论何型，均可于方中加代赭石。

5. 妊娠呕吐：代赭石 30g，半夏 30g，蜂蜜 100g，每日 1 剂，先煎代赭石、半夏，取汁 300mL，再加蜂蜜煮沸，嘱病人频频代茶饮。临床加减：胃脘灼热，喜冷饮，口苦便干加生石膏 30～60g；呕吐清水、舌淡苔白腻，加茯苓 10g；头晕体倦、语声低怯，加西洋参 10g；呕吐伴腰腹疼痛，加白芍 15g，川断 10g。

【注意事项】

因本品含微量砷，长期服用有慢性砷中毒的可能。妊娠晚期慎用。

山药解

【张锡纯解】

山药色白入肺，味甘归脾，液浓益肾，能滋润血脉，固摄气化，宁嗽定喘，强志育神，性平可以常服多服，宜用生者煮汁饮之，不可炒用，以其含蛋白质甚多，炒之则其蛋白质焦枯，服之无效。若作丸散，可轧细蒸熟用之。

山药之性，能滋阴又能利湿，能滑润又能收涩。是以能补肺补肾兼补脾胃，在滋补药中诚为无上之品，特性甚和平，宜多服常服耳。又山药性收涩，能助人参以补气；其黏润也，能助麦冬以滋液。

【验案】

一室女，月信年余未见，已成劳瘵，卧床不起，治以拙拟资生汤，复俾日用生山药四两煮汁当茶饮之，一月之后，体渐复初，月信亦通，见者以此证可愈，讶为异事。

一妇人产后十数日，大喘大汗，身热劳嗽，医者用黄芪、熟地、白芍等药，汗出愈多。后愚诊视，脉甚虚弱，数至七至，审证论脉，似在不治。俾其急用生山药六两，煮汁徐徐饮之，饮完添水重煮，一昼夜所饮之水皆取于山药中，翌日又换山药六两，仍如此煮饮之，三日后诸病皆愈。

一人年四十余，得温病十余日，外感之火已消十之八九，大便忽然滑下，喘息迫促，且有烦渴之意，其脉甚虚，两尺微按即无。急用生山药六两，煎汁两大碗，徐徐温饮下，以之当茶，饮完煎渣再饮，两日共用山药十八两，喘与烦渴皆愈，大便亦不滑泻。

邻村泊庄高氏女，年十六七，禀赋羸弱，得外感痰喘证，投以《金匮》小青龙加石膏汤，一剂而愈。至翌日忽似喘非喘，气短不足以息，诊其脉如水上浮麻，不分至数，按之即无。愚骇曰："此将脱之证也。"乡屯无药局，他处取药无及，适有生山药两许，系愚向在其家治病购而未服者，俾急煎服之，下咽后气息既能接续，可容取药，仍重用生山药，佐以人参、山茱萸、熟地诸药，一剂而愈。

一妇人年三十许，泄泻数月不止，病势垂危，遣人送信于其父母。其父将往瞻视，询方于愚，言从前屡次延医治疗，百药不效。俾用生山药轧细，煮粥服之，日三次，两日全愈，又服数日，身亦康健。

一娠妇，日发痫风，其脉无受娠滑象，微似弦而兼数，知阴分亏损血液短少也。亦俾煮山药粥服之即愈，又服数次，永不再发。

奉天大东关关氏少妇，素有劳疾，因产后暴虚，喘嗽大作。治以山药粥，日服两次，服至四五日，喘嗽皆愈，又服数日，其劳疾自此除根。

奉天大东关学校教员郑子绰之女，年五岁，秋日为风寒所束，心中发热。医者不知用辛凉表散，而纯投以苦寒之药，连服十余剂，致脾胃受伤，大便滑下，月余不止，而上焦之热益炽。医者皆辞不治，始求愚为诊视。其形状羸弱已甚，脉象细微浮数，表里俱热，时时恶心，不能饮食，昼夜犹泻十余次，治以山药粥，俾随便饮之，日四五次．一次不过数羹匙，旬日全愈。

寒温之证，上焦燥热、下焦滑泻者，皆属危险之候。因欲以凉润治燥热，则有碍于滑泻，欲以涩补治滑泻，则有碍于燥热。愚遇此等证，亦恒用生山药，而以滑石辅之，大抵一剂滑泻即止，燥热亦大轻减。若仍有余热未尽除者，可再徐调以凉润之药无妨。

奉天大东关旗人号崧宅者，有孺子，年四岁，得温病，邪犹在表，医者不知为之清解，遽投以苦寒之剂，服后连四五日滑泻不止，上焦燥热，闭目而喘，精神昏愦。延为诊治，病虽危险，其脉尚有根柢，知可挽回。遂用生山药、滑石各一两，生杭白芍四钱，甘草三钱（方名滋阴清燥汤），煎汤一大茶杯，为其幼小，俾徐徐温饮下，尽剂而愈。然下久亡阴，余有虚热，继用生山药、玄参各一两以清之，两剂热尽除。

同庄张氏女，适邻村郭氏，受妊五月，偶得伤寒，三四日间，胎忽滑下。上焦燥渴，喘而且呻，痰涎壅盛，频频咳吐，延医服药，病未去而转增滑泻，昼夜十余次，医者辞不治，且谓危在旦夕。其家人惶恐，因其母家介绍迎愚诊视。其脉似洪滑，重按指下豁然，两尺尤甚，然为流产才四五日，不敢剧用山药滑石方。遂先用生山药二两，酸石榴一个，连皮捣烂，同煎汁一大碗，分三次温饮下，滑泻见愈，他病如故。再诊其脉，洪滑之力较实，因思此证虽虚，且当忌用寒凉之时，然确有外感实热，若不解其热，他病何以得愈。时届晚三句钟，病人自言每日此时潮热，又言精神困倦已极，昼夜苦不得睡。遂放胆投以生山药两半，滑石一两，生杭白芍四钱，甘草三钱，煎汤一大碗，徐徐温饮下，一次止饮药一口，诚以产后脉象又虚，欲其药力常在上焦，不欲其寒凉侵下焦也。斯夜遂得安睡，渴与滑泻皆愈，喘与咳亦愈其半。又将山药、滑石各减五钱。加生龙骨、生牡蛎各八钱，一剂而愈。

一媪年近七旬，素患漫肿，愚为调治，余肿虽就愈而身体未复。忽于季春得温病，上焦烦热，病家自剖鲜地骨皮煮汁饮之，稍愈，又饮数次遂滑泻，数日不止，而烦热益甚。延为诊视，脉浮滑而数，重按无力。病家因病者年高，又素有疾病，惴惴惟恐不愈，而愚毅然许为治愈。遂治以山药、滑石、白芍、甘草方，山药、滑石皆重用一两，为其表证犹在，加连翘、蝉蜕各三钱（方名滋阴宣解汤），一剂泻止，烦热亦觉轻。继用拙拟白虎加人参以山药代粳米汤，煎汁一碗，一次止温饮一大口，防其再滑泻也，尽剂而愈。

邻村生员李子咸先生之女，年十四五，感冒风热，遍身疹瘾，烦渴滑泻，又兼喘促，其脉浮数无力。愚踌躇再四，他药皆不对证，亦重用生山药、滑石，佐以白芍、甘草、连翘、蝉蜕，两剂诸病皆愈。

盖疹瘾最忌滑泻，滑泻则疹毒不能外出，故宜急止之。至连翘、蝉蜕，在此方中不但解表，亦善治疹瘾也。

奉天财政厅科员刘仙舫，年二十五六，于季冬得伤寒，经医者误治，大便滑泻无度，而上焦烦热，精神昏愦，时作谵语，脉象洪数，重按无力。遂重用生山药两半，滑石一两，生杭白芍六钱，甘草三钱，一剂泻止，上焦烦热不退，仍作谵语。爰用玄参、沙参诸凉润之药清之，仍复滑泻，再投以前方一剂泻又止，而上焦之烦热益甚，精神亦益昏愦，毫无知觉。仙舫家营口，此时其家人毕至，皆以为不可复治。诊其脉虽不实，仍有根柢，至数虽数，不过六至，知犹可治，遂慨切谓其家人曰："果信服余药，此病尚可为也。"其家人似领悟。为疏方用大剂白虎加人参汤，更以生山药一两代粳米，大生地一两代知母，煎汤一大碗，嘱其药须热饮，一次止饮一口，限以六句钟内服完，尽剂而愈。

奉天缉私督察处调查员罗荫华，年三十许，虚弱不能饮食，时觉眩晕，步履恒仆，自觉精神常欲涣散，其脉浮数细弱，知仓猝不能治愈。俾用生怀山药细末一两，煮作粥，调入百布圣五分服之，日两次，半月之后病大轻减，月余全愈。沧州兴业布庄刘俊卿之夫人，年五十余，身形瘦弱，廉于饮食，心中怔忡则汗出，甚则作抽掣，若痫风。医治年余，病转加甚。驰书询方，愚为寄方数次，病稍见轻，旋又反复。后亦俾用生山药末煮粥，调百布圣服之，四十余日病愈，身体健康。

友人朱钵文，滦州博雅士也，尤精于医。其来院中时，曾与论及山药与百布圣同服之功效。后钵文还里，值其孙未周岁失乳，食以牛乳则生热。钵文俾用山药稠粥，调以百布圣及白糖哺之，数月后其孙比吃乳时转胖。后将其方传至京师，京中用以哺小儿者甚多，皆胖壮无病。

法库万泽东之令堂，自三十余岁时，即患痰喘咳嗽，历三十年百药不效，且年愈高，病亦愈进，至民国十年春，又添发烧、咽干、头汗出、食不下等证。延医诊视，云是痰盛有火，与人参清肺汤加生地、丹皮等味，非特无效，反发热如火，更添泄泻，有不可终日之势。后忽见《医学衷中参西录》一味薯蓣饮，遂用生怀山药四两，加玄参三钱，煎汤一大碗，分数次徐徐温服，一剂即见效，至三剂病愈强半，遂改用生怀山药细末一两，煮作粥服之，日两次，间用开胃药，旬余而安，宿病亦大见轻，大约久服宿病亦可除根。泽东素知医，自此从愚学医。又万泽东之夫人，大便泄泻数年不愈，亦服山药粥而愈。

【现代药理新解】

山药含薯蓣皂苷、薯蓣皂苷元、胆碱、植酸、止杈素、维生素、甘露聚糖等。具有滋补、助消化、止咳、祛痰、脱敏和降血糖等作用。

【临床新用】

1. 肾虚遗精及尿频：山药可与山茱萸、熟地黄、金樱子配伍。

2. 慢性肠炎：可单味大量持续服用；或与党参、扁豆、莲子等配伍。

3. 消化不良及疳积：山药30g，鸡内金12g，炒黄研粉，入面粉、红糖、芝麻，水和烙热成饼，每日 2～6g，亦可做散剂服。

4. 慢性肾炎：可与利尿、抗感染等药配伍应用。

5. 口腔炎：怀山药20g，冰糖30g，制成煎剂，每日 1 剂，分早晚 2 次服，连服 2～3 日。一般 2 剂即愈。

地黄解

【张锡纯解】

鲜地黄性寒，微苦微甘，最善清热、凉血、化瘀血、生新血，治血热妄行吐血、衄血，二便因热下血。其中含有铁质，故晒之蒸之则黑，其生血凉血之力，亦赖所含之铁质也。

干地黄（即药房中生地黄）经日晒干，性凉而不寒，生血脉，益精髓，聪明耳目，治骨蒸劳热，肾虚生热。

熟地黄用鲜地黄和酒，屡次蒸晒而成。其性微温，甘而不苦，为滋阴补肾主药。治阴虚发热，阴虚不纳气作喘，劳瘵咳嗽，肾虚不能漉水，小便短少，积成水肿，以及各脏腑阴分虚损者，熟地黄皆能补之。

【验案】

地黄之性，入血分不入气分，而冯楚瞻谓其大补肾中元气，论者多訾其说。然亦未可厚非也。癸巳秋，应试都门，曾在一部郎家饮酒，其家有女仆年三十许，得温病十余日，势至垂危，将舁于外。同坐贾佩卿谓愚知医，主家延为诊视。其证昼夜泄泻，昏不知人，呼之不应，其脉数至七至，按之即无。遂用熟地黄二两，生山药、生杭白芍各一两，甘草三钱，煎汤一大碗，趁温徐徐灌之，尽剂而愈。

又治邻村泊庄高氏女，资禀素羸弱，得温病五六日，痰喘甚剧，投以《金匮》小青龙加石膏汤，喘顿止。时届晚八句钟，一夜安稳，至寅时喘复作，精神恍惚，心中怔忡。再诊其脉，如水上浮麻，按之即无，不分至数，此将脱之候也。急疏方用熟地黄四两，生山药一两，野台党参五钱，而近处药房无野台党参并他参亦罄尽，遂单用熟地黄、生山药煎服，一日连进三剂，共用熟地黄十二两，其病竟愈。当时方中若有野台党参，功效未必更捷，至病愈之后，救脱之功将专归于野台党参矣。

又邻村李边务李媪，年七旬，劳喘甚剧，十年未尝卧寝。俾每日用熟地煎汤当茶饮之，数日即安卧，其家人反惧甚，以为如此改常，恐非吉兆，而不知其病之愈也。

又邻村龙潭张媪，年过七旬，孟夏病温，五六日间，身热燥渴，精神昏愦，舌似无苔，而舌皮数处作黑色，干而且缩，脉细数无力。当此高年，审证论脉，似在不治。踌躇再四，为疏两方，一方即白虎加人参以山药代粳米汤；一方用熟地黄二两，生山药、枸杞各一两，真阿胶五钱，煎汤后，调入生鸡子黄四枚。二方各煎汤一大碗，徐徐轮流温服，尽剂而愈。

又奉天省长公署科长侯寿平之哲嗣，年五岁，因服凉泻之药太过，致成慢惊，胃寒吐泻，常常瘛疭，精神昏愦，目睛上泛，有危在顷刻之象。为处方用熟地黄二两，生山药一两，干姜、附子、肉桂各二钱，净山萸、野台党参各三钱，煎汤一杯半，徐徐温饮下，吐泻瘛疭皆止，精神亦振，似有烦躁之意，遂去干姜加生杭白芍四钱，再服一剂全愈。

统观以上诸案，冯氏谓地黄大补肾中元气之说，非尽无凭。盖阴者阳之守，血者气之配，地黄大能滋阴养血，大剂服之，使阴血充足，人身元阳之气，自不至上脱下陷也。

【现代药理新解】

生地黄含 β-谷甾醇、地黄素、甘露醇、葡萄糖、生物碱、铁质、维生素 A 等。生地黄有一定的强心、利尿、升高血压、降低血糖等作用，生地黄的提取物能促进血液的凝固；小白鼠口服生地炭，能缩短出血时间；地黄煎剂还有保护肝脏，防止肝糖原减少的作用，并有一定的抗癌、抗辐射作用，对多种真菌的生长有抑制作用。

熟地黄含梓醇、地黄素、甘露醇、维生素 A 类物质、糖类及氨基酸等。熟地黄有强心、利尿、降血糖和升高外周白细胞、增强免疫功能等作用。

【临床新用】

（一）生地黄

1. 出血：肺结核、支气管咯血、溃疡出血属血热者，常与侧柏叶、生荷叶、生艾叶同用，如四生丸。败血症、肝昏迷、尿毒症、急性白血病、急性肝炎、紫癜等导致的高热、出血、斑疹等，证属血热者，常与犀角、牡丹皮、白芍同用，如犀角地黄汤。对于原发性血小板减少性紫癜，生地黄可用至 30～60g。对于高热、吐血、鼻出血，可用生地黄、玄参各 12g，赤芍、牡丹皮、紫草各 9g，水煎服。

2. 清热：治疗流感、脑膜炎、乙型脑炎、败血症的口渴、烦躁、舌绛而干，属热入营血者，常与犀角、玄参、金银花、连翘、丹参、麦冬、竹叶心、黄连配伍，如清营汤。热病伤津脱水，见舌红口干，或口渴多饮等症，常与沙参、麦冬、玉竹、冰糖配用，如益胃汤。肺结核、肾结核、慢性肾盂肾炎等慢性消耗性疾病症见低热不退、手足心热者，常与青蒿、鳖甲、牡丹皮、知母等同用。

3. 糖尿病：与生黄芪、山萸肉、山药、生猪胰子（切碎）配用。

4. 升白细胞及血小板：本品对化疗、放疗所致的白细胞减少有治疗作用，能抗放射线损伤，升高血小板。

5. 湿疹及神经性皮炎：单用生地黄 90g，水煎服，每日 1 剂，有较好疗效。

6. 荨麻疹：属血热者，用本品配蒺藜、白鲜皮、防风等。亦可单用生地黄 100g，水煎，分 2 次服，每日 1 剂。

7. 白喉及腭扁桃体炎：用鲜生地 30g，银花、栀子、黄芩、玄参、麦冬各 15g，连翘 12g，射干、牡丹皮各 9g，水煎服。

8. 希恩综合征：生地黄 90g，切成碎片，加水约 900mL，煮沸并不断搅拌，1 时后滤得药液约 200mL，一次服完，连用 3 天，以后于第 7 天、第 16 天和第 33 天开始各连服 3 天，共 35 天 12 个服药日，以后每隔 1～3 日，重复上述治疗 1 次。

（二）熟地黄

1. 银屑病：50％熟地黄注射液肌内注射，每次 2～4mL，每日或隔日 1 次，临床总有效率为 75.6％。

2. 糖尿病：黄连地黄汤治疗非胰岛素依赖型糖尿病，总有效率 76.6％。

3. 高血压症：用熟地黄 30～50g，每日 1 次煎服，连用两周可降低血压，并有降低血脂的作用。

4. 期前收缩：用熟地黄 30～60g，五味子 15～30g，水煎服。心气虚配党参、黄芪；心阳虚配附子、桂枝；血瘀配当归、川芎、丹参、三七；痰浊配瓜蒌、半夏。

【注意事项】

由于大剂量应用生地黄可使心脏中毒，对衰弱的心脏更为明显，且能使家兔冠脉血流减少，持续时间延长，故宜加注意。

甘草解

【张锡纯解】

甘草性微温，其味至甘，得土气最全。万物由土而生，复归土而化，故能解一切毒性。甘者主和，故有调和脾胃之功；甘者主缓，故虽补脾胃而实非峻补。炙用则补力较大，是以方书谓胀满证忌之。若轧末生服，转能通利二便，消胀除满。若治疮疡亦宜生用，或用生煮煎服亦可。其皮红兼入心，故仲景有甘草泻心汤，用连、芩、半夏以泻心下之痞，即用甘草以保护心主，不为诸药所伤损也。至白虎汤用之，是借其甘缓之性以缓寒药之侵下；通脉汤、四逆汤用之，是借其甘缓之性，以缓热药之僭上。与芍药同用，能育阴缓中止疼，仲景有甘草芍药汤；与干姜同用，能逗留其热力使之绵长，仲景有甘草干姜汤；与半夏、细辛诸药同用，能解其辛而且麻之味，使归和平。惟与大戟、芫花、甘遂、海藻相反，余药则皆相宜也。

古方治肺痈初起，有单用粉甘草四两，煮汤饮之者，恒有效验。愚师其意，对于肺结核之初期，咳嗽吐痰，微带腥臭者，恒用生粉甘草为细末，每服钱半，用金钱花三钱煎汤送下，日服三次，屡屡获效。若肺病已久，或兼吐脓血，可用粉甘草细末三钱，浙贝母、三七细末各钱半，共调和为一日之量，亦用金银花煎汤送下。若觉热者，可再加玄参数钱，煎汤送服。皮黄者名粉甘草，性平不温，用于解毒清火剂中尤良。

己未孟冬，奉天霍乱盛行，官银号总办刘海泉君谓，当拟方登报以救疾苦，愚因拟得两方登之于报，一为急救回生丹，一为卫生防疫宝丹，二方中皆重用甘草，则甘草之功用可想也。然其所以如此奏效者，亦多赖将甘草轧细生用，未经蜜炙、水煮耳。诚以暴病传染皆挟有毒气流行，生用则其解毒之力较大，且甘草熟用则补，生用则补中仍有流通之力，故于霍乱相宜也。至于生用能流通之说，可以事实证之。

开原王姓幼童，脾胃虚弱，饮食不能消化，恒吐出，且小便不利，周身漫肿，腹胀大，用生甘草细末与西药百布圣各等份，每服一钱，日三次，数日吐止便通，肿胀皆消。

又铁岭友人魏紫绂，在通辽镇经理储蓄会，其地多甘草，紫绂日以甘草置茶壶中当茶叶冲水饮之，旬日其大小便皆较勤，遂不敢饮。后与愚觌面，为述其事，且问甘草原有补性，何以通利二便？答曰："甘草熟用则补，生用则通，以之置茶壶中虽冲以开水，其性未熟，仍与生用相近故能通也。"

又门生李子博言，曾有一孺子患腹疼，用暖脐膏贴之，后其贴处溃烂，医者谓多饮甘草水可愈。复因饮甘草水过多，小便不利，身肿腹胀，再延他医治之，服药无效。其地近火车站，火车恒装卸甘草，其姊携之拾甘草嚼之，日以为常，其肿胀竟由此而消。观此，则知甘草生用熟用，其性竟若是悬殊，用甘草者，可不于生熟之间加之意乎？

【现代药理新解】

甘草根和根茎含甘草酸，是甘草次酸的二葡萄糖醛酸苷，为甘草的甜味成分。此外，尚含多种黄酮成分。甘草有类似肾上腺皮质激素样作用，对组织胺引起的胃酸分泌过多有抑制作用，并有抗酸和缓解胃肠平滑肌痉挛的作用。甘草黄酮、甘草浸膏及甘草次酸均有明显的镇咳作用；祛痰作用也较显著，其作用强度为甘草次酸＞甘草黄酮＞

甘草浸膏。甘草还有抗炎、抗过敏作用，能保护发炎的咽喉和气管的黏膜。甘草浸膏和甘草酸对某些毒物有类似葡萄糖醛酸的解毒作用。

此外，甘草黄酮类化合物对金黄色葡萄球菌、枯草杆菌、酵母菌、真菌、溶血性链球菌等有抑制作用。甘草酸对人体免疫性缺陷病毒（艾滋病病毒，HIV）、肝炎病毒、水疱性口腔病毒、腺病毒Ⅲ型、单纯疱疹病毒Ⅰ型、牛痘病毒均有明显的抑制作用。

【临床新用】

1. 艾迪生病：甘草粉或甘草流浸膏口服，可使病人体力增强、血清钠增加、血压升高及皮肤色素沉着减退。但对重症病人需同时合用皮质酮才能奏效。

2. 胃及十二指肠溃疡：甘草流浸膏、甘珀酸（甘草次酸的琥珀酸半酯二钠盐）及甘草锌对消化道溃疡有较好疗效。

3. 食物中毒：甘草48g，水煎后分数次口服，治疗误食毒蕈中毒22例，有较好的解毒作用。

4. 皮肤病：用甘草酸铵霜剂外用治疗湿疹、荨麻疹、皮炎等，有效率可达92%。

5. 肝炎：甘草酸口服或静脉滴注，对急、慢性乙型肝炎有一定疗效，并能使一部分病例HBsAg及HBeAg转阴。

6. 紫癜：治疗血小板减少性或过敏性紫癜，用甘草30g，水煎2次，上下午各服1次。

7. 抗心律失常：冠心病、病毒性心肌炎、风湿性心脏病等疾患所见期前收缩，或脉结代，心悸、气短证属气阴两虚者，以炙甘草配伍人参、生地黄、桂枝、大枣、麦冬、麻仁、阿胶、生姜，如炙甘草汤。

【注意事项】

1. 甘草反大戟、芫花、甘遂、海藻。

2. 长期服用大剂量的甘草，易引起血压增高、浮肿、血钾降低等，应避免长期连续、大剂量服用。

朱砂解

【张锡纯解】

朱砂味微甘性凉，生于山麓极深之处，为汞五硫一化合而成。硫属阳，汞属阴，为其质为阴阳团结，且又性凉体重，故能养精神、安魂魄、镇惊悸、息肝风；为其色赤入心，能清心热，使不耗血，故能治心虚怔忡及不眠；为其原质硫汞，皆能消除毒菌，故能治暴病传染、霍乱吐泻；为其含汞质甚多，重坠下行，且色赤能入肾，导引肾气上达于心，则阴阳调和，水火既济；目得水火之精气以养其瞳子，故能明目；外用之，又能敷疮疡疥癞诸毒，亦借其原质为硫汞化合之力也。

邹润安曰：凡药所以致生气于病中，化病气为生气也。凡用药取其禀赋之偏，以救人阴阳之偏胜也。是故药物之性，未有不偏者。徐洄溪曰：药之用，或取其气，或取其味，或取其色，或取其形，或取其质，或取其性情，或取其所生之时，或取其所成之地。愚谓：丹砂则取其质与气与色为用者也。质之刚是阳，内含汞则阴，气之寒是阴，色纯赤则阳，故其义为阳抱阴，阴承阳，禀自先天，不假作为。人之有生以前，两精相搏即有神，神依于精乃有气，有气而后有生，有生而后知识具以成其魂，鉴别昭以成其魄。故凡精气失其所养，则魂魄遂不安，欲养之安之，则舍阴阳紧相抱持、密相承接之丹砂又奚取乎？然谓主身体五脏百病，养精神、安魂魄、益气明目何也？夫固以气寒，非温煦生生之具，故仅能于身体五脏百病中，养精神、安魂魄、益气明目耳。若身体五脏百病中，其不必养精神、安魂魄、益气明目者，则不必用丹砂也。血脉不通者，水中之火不继续也，烦满消渴者，火中之水失滋泽也，中恶腹痛阴阳不相保抱，邪得乘间以入，毒气疥瘘诸疮，阳不畜阴而反灼阴，得惟药之阳抱阴、阴涵阳者治之，斯阳不为阴贼，阴不为阳累，诸疾均可已矣。

按：此为邹氏释《本经》之文，可谓精细入微矣。壬寅秋月，霍乱流行。友人毛仙阁之侄，受此证至垂危，衣冠既华，舁之床上。仙阁见其仍有微息，遂研朱砂钱许，和童便灌之，其病由此竟愈。又一女子受此病至垂危，医者辞不治，时愚充教员于其处，求为诊治，亦用药无效。适有摇铃卖药者，言能治此证，亦单重用朱砂钱许，治之而愈。愚从此知朱砂善化霍乱之毒菌。至己未在奉天拟得急救回生丹、卫生防疫宝丹两方，皆重用朱砂，治愈斯岁之患霍乱者不胜记，传之他省亦救人甚伙，可征朱砂之功效神奇矣。然须用天产朱砂方效，若人工所造朱砂，止可作颜料用，不堪入药。

【现代药理新解】

朱砂主要成分为硫化汞（HgS），但常夹杂雄黄、磷灰石、沥青质等。对于朱砂有无镇静催眠作用，认识不甚一致；有解毒防腐作用；外用能抑制或杀灭皮肤细菌和寄生虫。朱砂为汞的化合物，汞与蛋白质中的巯基有特别的亲和力，高浓度时，可抑制多种酶的活动。进入体内的汞，主要分布在肝、肾，从而引起肝肾损害，并可透过血脑屏障，直接损害中枢神经系统。

【临床新用】

1. 抑郁症：多与黄连、炙甘草、生地黄、当归配伍。

2. 耳源性眩晕：朱砂 30g，神曲 120g，磁石 60g，研末，炼蜜为丸，每服 6g，每日服 2 次。

3. 皮肤化脓性感染：用于体表脓肿、脓疱疮等，常与雄黄合研外涂。

4. 湿疹：用朱砂 5g，黄连、黄柏 5g，研末加凡士林调膏敷患处，每日 2～3 次，有良好效果。

【注意事项】

1. 内服不可过量或久服，以防汞中毒。

2. 不可火煅，见火则析出水银，有剧毒。

鸦胆子解

【张锡纯解】

鸦胆子味极苦，性凉，为凉血解毒之要药。善治热性赤痢（赤痢间有凉者），二便因热下血，最能清血分之热及肠中之热，防腐生肌，诚有奇效。愚生平用此药治愈至险之赤痢不胜记，用时去皮，每服二十五粒，极多至五十粒，白糖水送下。此物囫囵吞服，去皮时仁有破者，去之勿服，服之恐作呕吐。

鸦胆子为苦参所结之子也。不但善治血痢，凡诸痢证皆可用之。即纯白之痢，用之亦有效验，而以治噤口痢、烟后痢尤多奇效，并治大小便因热下血。其方单用鸦胆子（去皮），择成实者五六十粒，白砂糖水送服，日两次，大有奇效。若下血因凉者，亦可与温补之药同用。其善清血热，而性非寒凉；善化瘀滞，而力非开破；有驱邪之能，兼有补正之功，诚良药也。坊间将鸦胆子去皮，用益元散为衣，治二便下血如神，名曰菩提丹，赞其神灵之功也。

按： 鸦胆子诸家未言治疮解毒，而愚用之以治梅毒及花柳毒淋皆有效验，捣烂醋调敷疔毒，效验异常，洵良药也。

【现代药理新解】

鸦胆子含生物碱（鸦胆子碱、鸦胆宁等）、苷类（鸦胆灵、鸦胆子苷等）、酸性成分、鸦胆子油等。鸦胆子仁及其有效成分对阿米巴原虫、疟原虫均有杀灭或抑制作用，对鞭虫、蛔虫、绦虫及阴道滴虫等也有驱杀作用，并对流感病毒有抑制作用；有抗疟、抗肿瘤作用；对赘疣细胞可使细胞核固缩，细胞坏死、脱落。临床上应用鸦胆子的不良反应发生率较高，乃因其所含的挥发油有较强的刺激性所致。

【临床新用】

1.阿米巴痢疾：一般可单用鸦胆子10～15粒，去壳后装入胶囊，或用去油仁粉剂，1次吞服，每日3次，连服7日为一疗程；病情重者，并用鸦胆子仁水溶液灌肠，若与白头翁合用，更能提高疗效。

2.皮肤疾患：治疗鸡眼、寻常疣和瘢痕疙瘩，取鸦胆子仁捣烂固定于患处，或用鸦胆子油局部涂敷，均可使其脱落。

3.溃疡性结肠炎：鸦胆子乳剂50mL加0.9%生理盐水50mL保留灌肠，每晚睡前1次，15天为一疗程。

4.幽门螺杆菌：鸦胆子乳油10mL口服，每餐前半小时各1次，日3次。

【注意事项】

副作用大，常见消化道反应，如恶心、呕吐等。本品可损害肝肾，故不宜多服、久服。胃肠出血及肝肾病患者均忌用。

龙骨（附：龙齿）解

【张锡纯解】

龙骨味淡，微辛，性平，质最黏涩，具有翕收之力（以舌舐之即吸舌不脱，有翕收之力可知），故能收敛元气、镇安精神、固涩滑脱。凡心中怔忡，多汗淋漓，吐血、衄血，二便下血，遗精白浊，大便滑泻，小便不禁，女子崩带，皆能治之。其性又善利痰，治肺中痰饮咳嗽，咳逆上气；其味微辛，收敛之中仍有开通之力，故《本经》谓其主泻利脓血，女子漏下，而又主癥瘕坚结也。龙齿与龙骨性相近，而又饶镇降之力，故《本经》谓主小儿、大人惊痫，癫疾狂走，心下结气，不能喘息也。

凡人身阴阳将离，气血滑脱，神魂浮越之证，龙骨皆能愈之。其能使人身之阴阳互根，气血相恋，神魂安泰而不飞越也。

龙骨与牡蛎，若取其收涩可以煅用，若用以滋阴、用以敛火，或取其收敛，兼取其开通者（二者皆敛而能开），皆不可煅。若用于丸散中，微煅亦可。

又龙骨与牡蛎，能宁心固肾、安神清热，而二药并用，陈修园又称为治痰之神品，诚为见道之言。而愚则谓龙骨牡蛎同用，最善理关节之痰。凡中风者，其关节间皆有顽痰凝滞，是以《金匮》风引汤热瘫痫，而龙骨、牡蛎并用也。再者，龙骨善化瘀血（《本经》主癥瘕），牡蛎善消坚结（观其治瘰病可知），二药并用，能使血之未离经者尽化其瘀滞。

徐灵胎曰：龙骨最黏涩，能收敛正气，凡心神耗散、肠胃滑脱之疾皆能已之。且敛正气而不敛邪气，所以仲景于伤寒之邪气未尽者亦用之。上所录徐氏议论极精微，所谓敛正气而不敛邪气，外感未尽亦可用之者，若仲景之柴胡加龙骨牡蛎汤、桂枝甘草龙骨牡蛎汤诸方是也。愚于伤寒、温病，热实脉虚，心中怔忡，精神骚扰者，恒龙骨与山萸肉、生石膏并用，即可随手奏效。且为其能入肝敛戢肝木，愚于忽然中风肢体不遂之证，其脉甚弦硬者，知系肝火肝风内动，恒用龙骨同牡蛎加于所服药中以敛戢之，至脉象柔和其病自愈，镇肝息风汤、建瓴汤，皆重用龙骨，方后皆有验案可参观。

陈修园曰：痰水也，随火而上升，龙骨能引逆上之火、泛滥之水下归其宅，若与牡蛎同用，为治痰之神品，今人止知其性涩以收脱，何其浅也。

王洪绪谓：愚用龙骨约皆生用，惟治女子血崩，或将流产，至极危时恒用煅者，取其涩力稍胜，以收一时之功也。

【现代药理新解】

龙骨主要含碳酸钙、磷酸钙，尚含铁、钾、钠、氯、硫酸根等。龙骨所含钙盐吸收后，有促进血液凝固、降低血管壁的通透性及抑制骨骼肌兴奋的作用。

龙齿主要成分均为碳酸钙、磷酸钙。与龙骨的来源相同。有镇静安神作用。用量与龙骨相同。

【临床新用】

1. 尿崩症：用生龙骨、牡蛎、菟丝子、川黄柏各 9g，砂仁、炙甘草各 3g，北沙参 15g，炒杜仲 12g，水煎服。

2. 腓肠肌痉挛：生龙骨 30g，白芍 24g，炙甘草 12g，水煎分 2 次服，每日 1 剂，一般 2～3 剂可痊愈，可使低血钙患者血钙恢复正常。

3. 消化性溃疡：生或煅龙骨、煅牡蛎各 30～50g，疼痛明显时加延胡索，失眠多梦加夜交藤 15g，水煎，每日 1 剂，分 2 次服。服 6 剂停服 1 天再服。10～20 剂为一疗程。

4. 精神障碍：癫痫、精神分裂症、反应性精神病、器质性疾病所引起的精神障碍，可与朱砂、远志、酸枣仁等药配伍。

牡蛎解

【张锡纯解】

牡蛎味咸而涩，性微凉，能软坚化痰，善消瘰疬，止呃逆，固精，治女子崩带。《本经》谓其主温疟者，因温疟但在足少阳，故不与太阳相并为寒，但与阳明相并为热。牡蛎之生，为足少阳对宫之药，故能入其经而祛其外来之邪。主惊恚怒气者，因惊则由于胆，怒则由于肝，牡蛎咸寒属水，以水滋木，则肝胆自得其养。且其性善收敛有保合之力，则胆得其助而惊恐自除，其质类金石有镇安之力，则肝得其平而恚怒自息矣。至于筋原属肝，肝不病而筋之或拘或缓者自愈，故《本经》又谓其除拘缓也。

牡蛎所消之瘰疬，即《本经》所谓鼠瘘。《本经》载之，尽人皆能知之，而其所以能消鼠瘘者，非因其咸能软坚也。盖牡蛎之原质，为碳酸钙化合而成，其中含有沃度（亦名海碘）。沃度者，善消瘤赘瘰疬之药也。

牡蛎若作丸散，亦可煅用，因煅之则其质稍软，与脾胃相宜也。然宜存性，不可过煅，若入汤剂仍以不煅为佳。

【验案】

一少年，项侧起一瘰疬，大如茄，上连耳，下至缺盆，求医治疗，言服药百剂，亦不能保其必愈，而其人家贫佣工，为人耘田，不惟无钱买如许多药，即服之亦不暇。然其人甚强壮，饮食甚多，俾于每日三餐之时，先用饭汤送服煅牡蛎细末七八钱，一月之间消无芥蒂。然此惟身体强壮且善饭者，可如此单服牡蛎，若脾胃稍弱者，即宜佐以健补脾胃之药，不然恐瘰疬未愈，而脾胃先伤，转致成他病也。

【现代药理新解】

牡蛎含 80%～95% 的碳酸钙、磷酸钙及硫酸钙，并含镁、铝、硅、氧化铁及有机质等。煅烧后碳酸盐分解，产生氧化钙等，有机质则被破坏。所含钙盐有抗酸及轻度镇静、消炎作用。

【临床新用】

1. 佝偻病：小儿因缺乏钙质而引起的佝偻病，与苍术同用，效果好。

2. 消化性溃疡：可单用牡蛎，或配伍甘草，研末用。

3. 水痘：生牡蛎、滑石粉、青黛粉等量混匀，以麻油调成糊状，涂擦患处，每日 1～2 次。

石决明解

【张锡纯解】

石决明味微咸，性微凉，为凉肝镇肝之要药。肝开窍于目，是以其性善明目，研细水飞作敷药，能除目外障，作丸散内服，能消目内障（消内障丸散优于汤剂）。为其能凉肝，兼能镇肝，故善治脑中充血作疼作眩晕，因此证多系肝气肝火挟血上冲也。是以愚治脑充血证，恒重用之至两许，其性又善利小便、通五淋，盖肝主疏泄为肾行气，用决明以凉之镇之，俾肝气肝火不妄动自能下行，肾气不失疏泄之常，则小便之难者自利，五淋之涩者自通矣。此物乃鳆甲也，状如蛤，单片附石而生，其边有孔如豌豆，七孔九孔者佳，宜生研作粉用之，不宜煅用。

【现代药理新解】

石决明含碳酸钙 90% 以上，有机质约 3.67%，尚含少量镁、铁、硅酸盐、磷酸盐、氯化物和极微量的碘；煅烧后碳酸盐分解，产生氧化钙，有机质则破坏。石决明有镇静作用。在胃中能中和过多之胃酸。

【临床新用】

1. 血管性头痛：用生石决明（先煎），配白芷、细辛各 4.5g，川芎 9g，水煎服，每日 1 次。

2. 高血压病：本品有降压作用，可与夏枯草、菊花、钩藤等配伍。

3. 出血：治疗肺结核咯血、吐血，可入药先煎。治疗溃疡、创伤出血，煅存性，研细敷患处。

玄参解

【张锡纯解】

玄参色黑，味甘微苦，性凉多液，原为清补肾经之药，中心空而色白（药房多以黑豆皮水染之，则不见其白矣），故又能入肺以清肺家燥热，解毒消火，最宜于肺病结核、肺热咳嗽。《本经》谓其治产乳余疾，因其性凉而不寒，又善滋阴，且兼有补性，故产后血虚生热及产后寒温诸证，热入阳明者用之最宜。愚生平治产后外感实热，其重者用白虎加人参汤以玄参代方中知母，其轻者用拙拟滋阴清胃汤，亦可治愈。诚以产后忌用凉药，而既有外感实热，又不得不以凉药清之，惟石膏与玄参，《本经》皆明载治产乳，故敢放胆用之。然用石膏又必加人参以辅之，又不敢与知母并用，至滋阴清胃汤中重用玄参，亦必以四物汤中归、芍辅之，此所谓小心放胆并行不悖也。《本经》又谓：玄参能明目，诚以肝开窍于目，玄参能益水以滋肝木，故能明目，且目之所以能视者，在瞳子中神水充足，神水固肾之精华外现者也。以玄参与柏实、枸杞并用，以治肝肾虚而生热，视物不了了者，恒有捷效也。又外感大热已退，其人真阴亏损，舌干无津，胃液消耗，口苦懒食者，愚恒用玄参两许，加潞党参二三钱，连服数剂自愈。

【现代药理新解】

玄参含生物碱、糖类、甾醇、氨基酸、胡萝卜素等。水浸剂、醇浸剂和煎剂均有降血压作用，对肾性高血压狗的降压效果更明显；又有轻微降血糖的作用。小剂量浸剂有轻微强心作用，剂量加大则呈中毒现象。并有扩张血管，促进局部血液循环而消除炎症的作用，可用于血栓闭塞性脉管炎。对多种皮肤真菌有抑制作用；对绿脓杆菌也有抑制作用；在体外有中和白喉毒素的作用。

【临床新用】

1. 甲状腺炎、甲亢及单纯性甲状腺肿：对阴虚火旺者，可与牡蛎、浙贝母各等份，研为细末，炼蜜为丸，每丸 9g，每日服 2 次。

2. 急性病毒性心肌炎：用玄参 15～30g，沙参 9～12g，麦冬

9～15g，生地黄 15～30g，大青叶 6～9g，炙甘草 9g，黄芩 9～15g，公英 9～12g，水煎服，每日 1 次，病情减轻后 2～3 日 1 剂。3～6 个月为一疗程。

3. 流感、流脑、乙脑、败血症：常与犀角、生地黄、银花、连翘、丹参、麦冬、竹叶、黄连配伍如清营汤。

4. 便秘：用玄参 30～60g，水煎服。

5. 上呼吸道感染：治疗咽喉炎、腭扁桃体炎，常配伍薄荷、牛蒡子、鱼腥草等同用。对于虚火上炎、咽喉肿痛，常与麦冬、天冬、生地黄等配伍。

6. 血栓闭塞性脉管炎：常用玄参 15g，银花 30g，甘草 30g，当归 30g，水煎服。如四妙勇安汤。

当归解

【张锡纯解】

当归味甘微辛，气香，液浓，性温，为生血活血之主药，而又能宣通气分，使气血各有所归，故名当归。其力能升（因其气厚而温）能降（因其味厚而辛），内润脏腑（因其液浓而甘）、外达肌表（因其味辛而温）。能润肺金之燥，故《本经》谓其主咳逆上气；能缓肝木之急，故《金匮》当归芍药散，治妇人腹中诸疼痛；能补益脾血，使人肌肤华泽；生新兼能化瘀，故能治周身麻痹、肢体疼痛、疮疡肿疼；活血兼能止血，故能治吐血衄血（须用醋炒取其能降也）、二便下血（须用酒炒取其能升也）；润大便兼能利小便，举凡血虚血枯、阴分亏损之证，皆宜用之。惟虚劳多汗、大便滑泻者，皆禁用。

当归之性虽温，而血虚有热者，亦可用之，因其能生血即能滋阴，能滋阴即能退热也。其表散之力虽微，而颇善祛风，因风着人体恒致血痹，血活痹开，而风自去也。至于女子产后受风发搐，尤宜重用当归，因产后之发搐，半由于受风，半由于血虚（血虚不能荣筋），当归既能活血以祛风，又能生血以补虚，是以愚治此等证，恒重用当归一两，少加散风之品以佐之，即能随手奏效。

【验案】

一少妇，身体羸弱，月信一次少于一次，浸至只来少许，询问治法。时愚初习医未敢疏方，俾每日单用当归八钱煮汁饮之，至期所来经水遂如常，由此可知当归生血之效也。

一人年四十余，得溺血证，自用当归一两酒煮饮之而愈。后病又反复，再用原方不效，求为诊治，愚俾单用去皮鸦胆子五十粒，冰糖化水送下而愈。后其病又反复，再服鸦胆子方两次无效，仍用酒煮当归饮之而愈。夫人犹其人，证犹其证，从前治愈之方，后用之有效有不效者，或因血证之前后凉热不同也，然即此亦可知当归之能止下血矣。

【现代药理新解】

当归含有挥发油，油中主要成分为藁本内酯、正丁烯酞内酯、当归酮、香荆芥酚等。另含水溶性成分阿魏酸、丁二酸、烟酸、尿嘧啶、腺嘌呤、豆甾醇-D-葡萄糖苷、香荚兰酸、钩吻荧光素等。此外，尚含当归多糖、多种氨基酸、维生素及无机元素等。当归挥发油和阿魏酸能抑制子宫平滑肌收缩，而其水溶性或醇溶性非挥发性物质，则能使子宫平滑肌兴奋。当归对子宫的作用取决于子宫的机能状态而呈双向调节作用。正丁烯酞内酯能对抗组胺-乙酰胆碱喷雾所致豚鼠实验性哮喘。当归有抗血小板凝集和抗血栓作用，并能促进血红蛋白及红细胞的生成；有抗心肌缺血和扩张血管作用，并证明阿魏酸能改善外周循环；当归对实验性高脂血症有降低血脂作用。对非特异性和特异性免疫功能都有增强作用。当归对小鼠四氯化碳引起的肝损伤有保护作用，并能促进肝细胞再生和恢复肝脏某些功能的作用。此外，还有镇静、镇痛、抗炎、抗缺氧、抗辐射损伤及抑制某些肿瘤株生长和体外抗菌作用等。

【临床新用】

1. 心律失常：当归注射液 60～120mL 静脉推注或静脉滴注，对冠心病引发室性早搏者疗效可达 83.3%，但对房室及室内传导异常无效。

2. 血栓闭塞性脉管炎：当归注射液治疗血栓闭塞性脉管炎，可使患者肢体血流图明显好转，总有效率 60%，患者症状及体征同时得到改善。

3. 妇科病：当归 15g，每日 1 剂，或用当归酊，每次 10mL，每日 3 次，在经前 7 日开始服药，服 1 剂即止痛者达 77.7%。当归芍药散治疗阴道出血，效果肯定。

4. 蚕豆病：用当归 15g，生地黄 25g，白芍 9g，白茅根 30g，仙鹤草 30g，藕节 9g，大枣 5 枚，松针适量，水煎服。

5. 肝炎、肝硬化：可与芍药、甘草配伍，亦可服当归丸。

芍药解

【张锡纯解】

芍药味苦微酸，性凉多液（单煮之其汁甚浓），善滋阴养血、退热除烦，能收敛上焦浮越之热下行自小便泻出，为阴虚有热小便不利者之要药。为其味酸，故能入肝以生肝血；为其味苦，故能入胆而益胆汁；为其味酸而兼苦，且又性凉，又善泻肝胆之热，以除痢疾后重（痢后重者，皆因肝胆之火下迫），疗目疾肿疼（肝开窍于目）。与当归、地黄同用，则生新血；与桃仁、红花同用，则消瘀血；与甘草同用，则调和气血，善治腹疼；与竹茹同用，则善止吐衄；与附子同用，则翕收元阳下归宅窟。惟力近和缓，必重用之始能建功。

芍药原有白、赤二种，以白者为良，故方书多用白芍。至于化瘀血，赤者较优，故治疮疡者多用之，为其能化毒热之瘀血不使溃脓也。白芍出于南方，杭州产者最佳，其色白而微红，其皮则红色又微重。为其色红白相兼，故调和气血之力独优。赤芍出于北方关东三省，各山皆有，肉红皮赤，其质甚粗，若野草之根，故张隐庵、陈修园皆疑其非芍药花根。愚向亦疑之，至奉后因得目睹，疑团方释，特其花叶皆小，且花皆单瓣，其花或粉红或紫色，然无论何色，其根之色皆相同。

【验案】

一童子年十五六岁，于季春得温病，经医调治，八九日间大热已退，而心犹发热，怔忡莫支，小便不利，大便滑泻，脉象虚数，仍似外邪未净，为疏方用生杭白芍二两，炙甘草一两半，煎汤一大碗，徐徐温饮下，尽剂而愈。夫《本经》谓芍药益气，元素谓其止泻利，即此案观之洵不误也。然必以炙草辅之，其功效乃益显。

按：此证原宜用拙拟滋阴清燥汤，原有芍药六钱，甘草三钱，又加生怀山药、滑石各一两，而当时其方犹未拟出，但投以芍药、甘草，幸亦随手奏效。二方之中，其甘草一生用一炙用者，因一则少用之以为辅佐品，借以调和药之性味，是以生用；一则多用之至两半，借其补益之力以止滑泻，是以炙用，且《伤寒论》原有芍药甘草汤为育阴之妙品，方中芍药、甘草各四两，其甘草亦系炙用也。

邻村黄龙井周宝和，年二十余，得温病，医者用药清解之，旬日其热不退。诊其脉左大于右者一倍，按之且有力。夫寒温之热传入阳明，其脉皆右大于左，以阳明之脉在右也。即传入少阳厥阴，其脉亦右大于左，因既夹有外感实热，纵兼他经，仍以阳明为主也。此证独左大于右，乃温病之变证，遂投以小剂白虎汤（方中生石膏只用五钱），重加生杭白芍两半，煎汤两茶杯顿饮之，须臾小便一次甚多，病若失。

邻村霍氏妇，周身漫肿，腹胀小便不利，医者治以五皮饮不效。其脉数而有力，心中常觉发热，知其阴分亏损，阳分又偏盛也。为疏方用生杭白芍两半，玄参、滑石、地肤子、甘草各三钱，煎服一剂即见效验，后即方略为加减，连服数剂全愈。

奉天大西关陈某，年四十余，自正月中旬，觉心中发热懒食，延至暮春，其热益甚，常常腹疼，时或泄泻，其脉右部弦硬异常，按之甚实，舌苔微黄。知系外感伏邪，因春萌动，传入胃腑，久而化热，而肝木复乘时令之旺以侮克胃土，是以腹疼且泄泻也。其脉象不为洪实而现弦硬之象者，因胃土受侮，亦从肝木之化也。为疏方用生杭白芍、生怀山药、滑石、玄参各一两，甘草、连翘各三钱，煎服一剂，热与腹疼皆愈强半，可以进食，自服药后大便犹下两次，诊其脉象已近和平，遂将方中芍药、滑石、玄参各减半，又服一剂全愈。

奉天宪兵营陈连长夫人，年二十余，于季春得温病，四五日间延为诊治。其证表里俱热，脉象左右皆洪实，腹中时时切疼，大便日下两三次，舌苔厚而微黄，知外感邪热已入阳明之腑，而肝胆乘时令木气之旺，又挟实热以侮克中土，故腹疼而又大便勤也，亦投以前方，加鲜茅根三钱，一剂腹疼便泻即止，又服一剂全愈。观此二案，《伤寒论》诸方，腹痛皆加芍药，不待疏解而自明也。

一妇人年三十许，因阴虚小便不利，积成水肿甚剧，大便亦旬日不通。一老医投以八正散不效，友人高夷清为出方，用生白芍六两，煎汤两大碗，再用生阿胶二两融化其中，俾病人尽量饮之，老医甚为骇疑，夷清力主服之，尽剂而二便皆通，肿亦顿消。后老医与愚睹面为述其事，且问此等药何以能治此等病？答曰："此必阴虚不能化阳，以致二便闭塞，白芍善利小便，阿胶能滑大便，二药并用又大能滋补真阴，使阴分充足以化其下焦偏盛之阳，则二便自能利也。"

长子荫潮，治一水肿证，其人年六旬，二便皆不通利，心中满闷，时或烦躁，知其阴虚积有内热，又兼气分不舒也。投以生白芍三两，橘红、柴胡各三钱，一剂二便皆通。继服滋阴理气少加利小便之药全愈。

【现代药理新解】

白芍含有芍药苷、羟基芍药苷、芍药内酯苷、苯甲酰芍药苷，以及苯甲酸、鞣质、挥发油、脂肪油、树脂、糖、黏液质、蛋白质、β-谷甾醇、草酸钙芍药碱、牡丹酚等。所含芍药苷有较好的解痉作用，对大鼠胃、肠、子宫平滑肌呈抑制作用；并有一定的镇静、镇痛、抗惊厥、降压、扩血管等作用，白芍与甘草同用，能治中枢性或末梢性肌痉挛，以及因痉挛引起的疼痛，如腹痛、腓肠肌疼痛。白芍总苷对小鼠免疫应答具有调节作用，有增强心肌营养性血流量的作用；白芍醇提物对大鼠蛋清性、甲醛性急性炎症及棉球肉芽肿等几种炎症模型均有显著抑制作用。白芍煎剂对某些细菌和致病真菌有抑制作用。

赤芍含芍药苷、牡丹酚、芍药花苷、苯甲酸、鞣质、树脂、挥发油、β-谷甾醇、三萜类等。能扩张冠状动脉，提高耐缺氧能力，有抗血小板凝集、抗血栓形成、抗实验性心肌缺血、改善微循环及降低门脉高压作用；有解痉作用。芍药苷具有镇静、抗炎、镇痛、解热及抗惊厥、抗溃疡和降压作用。对多种病原微生物有不同程度的抑制作用。

【临床新用】

（一）白芍

1.病毒性肝炎：可用白芍 50g，甘草 10g 水煎服，每日 1 剂。

2.痉挛性疼痛：胃肠痉挛性疼痛，常与甘草同用；面肌痉挛，用白芍 45g，炙甘草 5g，水煎服，每日 1 剂，分 2 次服，连服 2 个月；腓肠肌痉挛、手足肌肉痉挛疼痛，用白芍 24g，炙甘草 12g，生龙骨 30g，每日 1 剂，分 2 次服，一般 2～3 剂即愈。

3.糖尿病：甘芍降糖片，每片含生芍药 3.3g，生甘草 0.66g，每次口服 4～8 片，每日 3 次。

4.出汗证：对于阴虚盗汗者，与龙骨、牡蛎、浮小麦同用，

5.功能性子宫出血：常与当归、生地黄、川芎配伍。

6.血栓性疾病：白芍可防治血栓性疾病。

7.哮喘：用白芍 30g，甘草 15g，麻黄 10g，杏仁 10g，水煎服。

（二）赤芍

1.冠心病、心绞痛：常与丹参、川芎、红花等配伍，如冠心Ⅱ号。

2.急性黄疸性肝炎：赤芍 100g，丹参 30g，水煎服，每日服 2 次，10 天为一疗程。

3.急性乳腺炎：赤芍、公英各 60g，水煎服，效果甚好。

【注意事项】

1.反藜芦。

2.白芍含苯甲酸，口服少量无副作用；大量服用会增加肝脏解毒的负担。故肝功能受损的患者，不宜长期、大量使用。

川芎解

【张锡纯解】

川芎味辛，微苦，微甘，气香窜，性温。温窜相并，其力上升、下降、外达、内透无所不至。故诸家本草，多谓其能走泄真气，然无论何药，皆有益有弊，亦视用之何如耳。其特长在能引人身清轻之气上至于脑，治脑为风袭头疼，脑为浮热上冲头疼，脑部充血头疼。其温窜之力，又能通活气血，治周身拘挛，女子月闭无子。虽系走窜之品，为其味微甘且含有津液，用之佐使得宜，亦能生血。

或问：川芎治脑为风袭头疼，以其有表散之力也，治浮热上冲头疼，因其能引凉药之力至脑以清热也，二证用川芎宜矣，至脑部充血头疼而治以川芎，不益引血上行乎？岂为其微苦而有降血下行之力乎？答曰：此理之精微可即化学明之，天地间诸气相并，惟氢气居最上一层，观氢气球在空气之中能自上升是也。人之脑中原多氢气，有时氢气缺乏，诸重浊之气即可乘脑部之空虚而上干，而上行养脑之血，或即因之而逾其常度，此脑充血之所由来也。川芎能引脏腑之氢气上达脑部，自能排挤重浊之气下降，而脑部之充血亦即可因之下降，犹无论何气，在氢气中自下沉也，此其所以治脑部充血头疼也。

然愚治脑部充血头疼，另有妙方，不必重用川芎也。牛膝条下附载治愈之案，可参观。

四物汤中用川芎，所以行地黄之滞也。所以治清阳下陷时作寒热也。若其人阴虚火升，头上时汗出者，川芎即不宜用。

【验案】

友人郭省三夫人，产后头疼，或与一方当归、川芎各一两煎服即愈。此盖产后血虚兼受风也。愚生平用川芎治头疼不过二三钱。曾治一人年三十余，头疼数年，服药或愈，仍然反复，其脉弦而有力，左关尤甚，知其肝血亏损，肝火炽盛也。投以熟地、柏实各一两，生龙骨、生牡蛎、龙胆草、生杭白芍、枸杞各四钱，甘草、川芎各二钱，一剂疼止，又服数剂永不反复。又治一人，因脑为风袭头疼，用川芎、菊花各三钱，煎汤服之立愈。

【现代药理新解】

川芎含挥发油、生物碱（如川芎嗪等）、酚性物质（如阿魏酸等）以及内酯素、维生素A、叶酸、甾醇、蔗糖、脂肪油等。川芎嗪能抑制血管平滑肌收缩，扩张冠状动脉，增加冠脉血流量，改善心肌缺氧状况及肠息膜微循环，并能降低心肌耗氧量，增加脑及肢体血流量，降低外周血管阻力；能降低血小板表面活性，抑制血小板聚集，可预防血栓的形成；可使孕兔离体子宫收缩加强，大剂量则转为抑制，并可抑制小肠的收缩；水煎剂对动物中枢神经有镇静作用，并有降压作用；有抗维生素E缺乏作用；阿魏酸对免疫系统有一定调整作用，可提高γ球蛋白及T淋巴细胞；对钴-60γ射线及氮芥所形成的动物损伤有明显保护作用；对宋内痢疾杆菌、大肠杆菌，以及变形、绿脓、伤寒、副伤寒杆菌等有抑制作用。

【临床新用】

1. 治疗心血管病：近年来以川芎生物碱静脉滴注治疗冠心病，近半数患者心绞痛症状于 24 小时内减轻或消失，部分患者心电图也有好转，减少或停用硝酸甘油。川芎嗪静滴治疗急、慢性缺血性脑血管栓塞性疾病有良效。

2. 神经性头痛、偏头痛、感冒头痛：属风寒者，常与防风、白芷、羌活、细辛、荆芥、薄荷、甘草同用，如川芎茶调散。

3. 神经官能症：对虚烦失眠者，与茯神、酸枣仁同用，以安神镇静。

4. 慢性肾炎氮质血症：用川芎红花注射液每千克体重 0.5mL，加于 50mL10% 葡萄糖注射液中静脉滴注，每日 1 次，疗程 2 周～2 个月。

【注意事项】

川芎可引起过敏反应，表现为皮肤瘙痒、红色小丘疹、胸闷气急等。大剂量引起剧烈头痛。

大黄解

【张锡纯解】

大黄味苦，气香，性凉，能入血分，破一切瘀血。为其气香故兼入气分，少用之亦能调气。治气郁作疼。其力沉而不浮，以攻决为用，下一切癥瘕积聚。能开心下热痰以愈疯狂，降肠胃热实以通燥结，其香窜透窍之力又兼利小便（大黄之色服后入小便，其利小便可知）。性虽趋下而又善清在上之热，故目疼齿疼，用之皆为要药。又善解疮疡热毒，以治疗毒尤为特效之药（疗毒甚剧，他药不效者，当重用大黄以通其大便自愈）。其性能降胃热，并能引胃气下行，故善止吐衄，仲景治吐血衄血有泻心汤，大黄与黄连、黄芩并用。《本经》谓其能"推陈致新"，因有黄良之名。仲景治血痹虚劳，有大黄䗪虫丸，有百劳丸，方中皆用大黄，是真能深悟"推陈致新"之旨者也。

按：《金匮》泻心汤，诚为治吐血衄血良方，惟脉象有实热者宜之。若脉象微似有热者，愚恒用大黄三钱，煎汤送服赤石脂细末四五钱。若脉象分毫无热，且心中不觉热者，愚恒用大黄细末、肉桂细末各六七分，用开水送服即愈。

凡气味俱厚之药，皆忌久煎，而大黄尤甚，且其质经水泡即软，煎一两沸药力皆出，与他药同煎宜后入，若单用之开水浸服即可，若轧作散服之，一钱之力可抵煎汤者四钱。

大黄之力虽猛，然有病则病当之，恒有多用不妨者。是以治癫狂其脉实者，可用至二两，治疗毒之毒热甚盛者，亦可用至两许。盖用药以胜病为准，不如此则不能胜病，不得不放胆多用也。

愚在籍时，曾至邻县海丰治病，其地有程子河为黄河入海故道，海中之船恒泊其处。其地有杨氏少妇，得奇疾，赤身卧帐中，其背肿热，若有一缕着身，即觉热不能忍，百药无效。后有乘船自南来赴北闱乡试者，精通医术，延为诊视。言系阳毒，俾用大黄十斤，煎汤十碗，放量饮之，数日饮尽，竟霍然全愈。为其事至奇，故附记之。

【现代药理新解】

大黄主含蒽醌衍生物，一部分为游离状态，如大黄酸、大黄酚、大黄素、芦荟大黄素、大黄素甲醚，大部分为结合状态，如大黄-8-葡萄糖苷、大黄素甲醚葡萄糖苷、芦荟大黄素葡萄糖苷、大黄酚葡萄糖苷，以及番泻苷 A、B、C、E、F 等。又含有大黄鞣质、脂肪酸、草酸钙、葡萄糖、果糖和大量淀粉。大黄中有泻下作用的有效成分是蒽苷，主要是番泻苷，作用部位主要在大肠，能增加肠蠕动，抑制肠内水分吸收，促进排便；大黄有抗感染作用，对多种革兰阳性和阴性细菌均有抑制作用，其中最敏感的为葡萄球菌和链球菌，其次为白喉杆菌、伤寒和副伤寒杆菌、肺炎双球菌、痢疾杆菌等；由于鞣质所致，故泻后又有便秘现象；有健胃和利胆作用；此外，还有止血、保肝、降压、降低血清胆固醇等作用。

【临床新用】

1. 便秘：大黄、大黄通便冲剂对一般的便秘有效。以大黄为主药的复方治疗习惯性便秘、损伤性便秘效果很好。

2. 急性胆囊炎：大黄水煎液对急性胆囊炎有较好的疗效。

3. 胃溃疡：大黄片治疗慢性胃炎、胃溃疡疗效较好。

4. 急性胰腺炎：单味大黄及大黄的复方治疗急性胰腺炎疗效显著。

5. 急、慢性肾衰竭：在急性尿闭期，有人采用大黄制剂灌肠有较好的疗效。长期服用小剂量的大黄制剂能有效延缓肾衰竭。

6. 各种出血性疾病：单味大黄粉或大黄醇提片有效。

7. 急性糜烂性胃炎：用制大黄浸泡半小时左右，液体变黄色后服用，可取得较好的疗效。

8. 急性菌痢、急性肠炎：用单味大黄，大便恢复正常平均用时为3～4日，细菌转阴时间平均8日左右。

9. 高脂血症：大黄粉、大黄浸膏片、大黄醇提片、大黄冲剂治疗高脂血症有较好的疗效。

【注意事项】

大黄毒性低，但生大黄尤其鲜大黄过量使用，可引起恶心、呕吐、腹痛、头昏、小便黄染等。大黄蒽醌衍生物部分可从乳汁分泌，哺乳期妇女服用可致乳婴腹泻，故应慎用。

朴硝、硝石解

【张锡纯解】

朴硝味咸，微苦，性寒，禀天地寒水之气以结晶，水能胜火，寒能胜热，为心火炽盛有实热者之要药。疗心热生痰，精神迷乱，五心潮热，烦躁不眠。且咸能软坚，其性又善消，故能通大便燥结，化一切瘀滞。咸入血分，故又善消瘀血，治妊妇胎殇未下。外用化水点眼，或煎汤熏洗，能明目消翳，愈目疾红肿。《本经》谓炼服可以养生，所谓炼者，如法制为玄明粉，则其性尤良也。然今时之玄明粉，鲜有如法炼制者，凡药房中所鬻之玄明粉，多系风化朴硝，其性与朴硝无异。

硝石即焰硝，俗名火硝。味辛微咸，性与朴硝相近，其寒凉之力逊于朴硝，而消化之力胜于朴硝，若与皂矾同用，善治内伤黄疸，消胆中结石、膀胱中结石（即石淋）及钩虫病（钩虫及胆石病，皆能令人成黄疸）。

【验案】

一少年女子，得疯疾癫狂甚剧，屡次用药皆未能灌下。后为设方，单用朴硝当盐，加于菜蔬中服之，病人不知，月余全愈，因将其方载于《医学衷中参西录》。后法库门生万泽东治一少女疯狂，强灌以药，竟将药碗咬破，仍未灌下。泽东素阅《医学衷中参西录》，知此方，遂用朴硝和鲜莱菔作汤，令病人食之，数日全愈。

奉天清丈局科员刘敷陈，年四十余，得结证，饮食行至下脘，复转而吐出，无论服何药亦如兹，且其处时时切疼，上下不通者已旬日矣。俾用朴硝六两，与鲜莱菔片同煮，至莱菔烂熟捞出，又添生片再煮，换至六七次，约用莱菔七八斤，将朴硝咸味借莱菔提之将尽，余浓汁四茶杯，每次温饮一杯，两点钟一次，饮至三次其结已开，大便通下。其女公子时患痢疾，俾饮其余，痢疾亦愈。

奉天财政厅科长于允恭夫人，年近五旬，因心热生痰，痰火瘀滞，烦躁不眠，五心潮热，其脉象洪实。遂用朴硝和炒熟麦面炼蜜为丸，三钱重，每丸中约有朴硝一钱，早晚各服一丸，半月全愈。盖人多思虑则心热气结，其津液亦恒随气结于心下，经心火灼炼而为热痰。朴硝咸且寒，原为心经对宫之药，其咸也属水，力能胜火，而又寒能胜热，且其性善消，又能开结，故以治心热有痰者最宜。至于必同麦面为丸者，以麦为心谷，心脏有病以朴硝泻之，即以麦面补之，补破相济为用，则药性归于和平，而后可久服也。

【现代药理新解】

朴硝为含硫酸钠的天然矿物经粗制而成的结晶体。朴硝的主要成分是硫酸钠，常夹杂微量氯化钠、硫酸镁、硫酸钙等。硫酸钠为盐类泻药，不易被肠壁吸收，存留肠内成分为高渗溶液，阻止肠内水分吸收，使肠内容体积增大，引起机械刺激，促进肠蠕动而排下稀便。

硝石为矿物硝石经加工炼制而成的结晶。主要成分为硝酸钾（KNO_3），常见的夹杂物为氯化钠、水等。本品在体内能刺激肠黏膜使其分泌增加，故有泻下作用。内服吸收到血液中，由于钾、钠离子的渗透作用，能与组织中水分结合，发生所谓水血状态，至肾脏代谢出大量水分；通过肾小球，并不为肾小管重吸收，故有利尿作用。

【临床新用】

（一）朴硝

1.便秘：单味朴硝口服或和其他药物配伍使用。

2.乳腺炎：朴硝局部外敷，适用于急性乳腺炎早期。

（二）硝石

慢性肝炎、肝硬化：以等量硝石、矾石研末装胶囊内服，成人每日服3次。试治慢性肝炎5例，症状消失3例，无效1例，中止治疗1例；肝硬化5例，症状消失2例，减轻3例；另有1例肝硬化腹水，治后症状亦告消退。服药时间最短14天，最长5个月（肝硬化腹水）。初步观察，硝石对黄疸消除、腹水消退、精神改善等有一定效果。一般服药后无不良反应，但食欲不佳的病人开始服药后稍见胸闷，有轻度泛恶，继续服药便逐渐消失。所有病人服后大便都呈黑色；有的初服时有轻度腹泻，但服用2～3日后即恢复正常。

【注意事项】

口服朴硝如肠内浓度过高时，可产生胃肠不适感。孕妇禁用。

厚朴解

【张锡纯解】

厚朴味苦辛，性温，治胃气上逆，恶心呕哕，胃气郁结胀满疼痛，为温中下气之要药。为其性温味又兼辛，其力不但下行，又能上升外达，故《本经》谓其主中风伤寒头痛，《金匮》厚朴麻黄汤，用治咳而脉浮。与橘、夏并用，善除湿满；与姜、术并用，善开寒痰凝结；与硝、黄并用，善通大便燥结；与乌药并用，善治小便因寒白浊。味之辛者属金，又能入肺以治外感咳逆；且金能制木，又能入肝，平肝木之横恣以愈胁下掀疼；其色紫而含有油质，故兼入血分，甄权谓其破宿血，古方治月闭亦有单用之者。诸家多谓其误服能脱元气，独叶香岩谓"多用则破气，少用则通阳"，诚为确当之论。

【验案】

一少妇因服寒凉开胃之药太过，致胃阳伤损，饮食不化，寒痰瘀于上焦，常常短气，治以苓桂术甘汤加干姜四钱、厚朴二钱，嘱其服后若不觉温暖，可徐徐将干姜加重。后数月见其家人，言干姜加至一两二钱，厚朴加至八钱，病始脱然。问何以并将厚朴加重，谓："初但将干姜加重则服之觉闷，后将厚朴渐加重至八钱始服之不觉闷，而寒痰亦从此开豁矣。"由是观之，元素谓：寒胀之病，于大热药中兼用厚朴，为结者散之之神药，诚不误也。

愚二十余岁时，于仲秋之月，每至申酉时腹中作胀，后于将作胀时，但嚼服厚朴六七分许，如此两日，胀遂不作。盖以秋金收令太过，致腹中气化不舒，申酉又是金时，是以至其时作胀耳。服厚朴辛以散之，温以通之，且能升降其气化是以愈耳。

愚治冲气上冲，并挟痰涎上逆之证，皆重用龙骨、牡蛎、半夏、代赭石诸药以降之、镇之、敛之，而必少用厚朴以宣通之，则冲气痰涎下降，而中气仍然升降自若无滞碍。

【现代药理新解】

厚朴树皮含厚朴酚、四氢厚朴酚、异厚朴酚和挥发油，另含木兰箭毒碱。厚朴煎剂对肺炎球菌、白喉杆菌、溶血性链球菌、枯草杆菌、志贺及施氏痢疾杆菌、金黄色葡萄球菌等有抑制作用；对肠管，小剂量有兴奋作用，大剂量则有抑制作用。对支气管亦有兴奋作用。

厚朴箭毒碱能使运动神经末梢麻痹，引起全身骨骼肌松弛；有降压作用，降压时反射性地引起呼吸兴奋、心率增加。

【临床新用】

1. 消化系统疾病：用于治疗胃肠痛、急性胰腺炎、胃肠神经官能症、食管神经官能症及溃疡病等。

2. 细菌性痢疾：用厚朴粉 4.5 ～ 9g，每日 2 ～ 3 次，或制成注射剂（每毫升含生药 1g），每次 2mL，每日 2 ～ 3 次，肌内注射，治疗菌痢疗效较好。

3. 龋齿：用厚朴酚凝胶或厚朴牙膏、厚朴酚含漱液能预防龋齿发生。

4. 肌强直：用厚朴 9 ～ 15g，加水煎 2 次，顿服，对治疗肌强直有一定疗效。

【注意事项】

厚朴中有毒成分主要是木兰箭毒碱，大剂量时可致呼吸肌麻痹而死亡。

麻黄解

【张锡纯解】

麻黄味微苦，性温，为发汗之主药。于全身之脏腑经络，莫不透达，而又以逐发太阳风寒为其主治之大纲。故《本经》谓其主中风伤寒头痛诸证，又谓其主咳逆上气者，以其善搜肺风，兼能泻肺定喘也。谓其破癥瘕积聚者，以其能透出皮肤毛孔之外，又能探入积痰凝血之中，而消坚化瘀之药可偕之以奏效也。且其性善利小便，不但走太阳之经，兼能入太阳之腑，更能由太阳而及于少阴（是以伤寒少阴病用之），并能治疮疽白硬、阴毒结而不消。

太阳为周身之外廓，外廓者皮毛也，肺亦主之。风寒袭人，不但入太阳，必兼入手太阴肺经，恒有咳嗽微喘之证。麻黄兼入手太阴为逐寒搜风之要药，是以能发太阳之汗者不仅麻黄，而《伤寒论》治太阳伤寒无汗，独用麻黄汤者，治足经而兼顾手经也。

凡利小便之药，其中空者多兼能发汗，木通、萹蓄之类是也。发汗之药，其中空者多兼能利小便，麻黄、柴胡之类是也。伤寒太阳经病，恒兼入太阳之腑（膀胱），致留连多日不解，麻黄治在经之邪，而在腑之邪亦兼能治之。盖在经之邪由汗而解，而在腑之邪亦可由小便而解，彼后世自作聪明，恒用他药以代麻黄者，于此义盖未之审也。

受风水肿之证，《金匮》治以越婢汤，其方以麻黄为主，取其能祛风兼能利小便也。愚平素临证用其方，服药后果能得汗，其小便即顿能利下，而肿亦遂消。特是其方因麻黄与石膏并用，石膏之力原足以监制麻黄，恒有服之不得汗者，今变通其方，于服越婢汤之前，先用白糖水送服西药阿司匹林一瓦半，必能出汗，趁其正出汗时，将越婢汤服下，其汗出必益多，小便亦遂通下。

东人三浦博士，用麻黄十瓦，煎成水一百瓦，为一日之量，分三次服下，治慢性肾炎小便不利及肾脏萎缩小便不利，用之有效有不效，以其证之凉热虚实不同，不知用他药佐之以尽麻黄之长也。试观《金匮》水气门越婢汤，麻黄辅以石膏，因其脉浮有热也（脉浮故系有风，实亦有热）；麻黄附子汤辅以附子，因其脉沉而寒也。通变化裁，息息与病机相符，是真善用麻黄者矣。

邹润安曰：麻黄之实，中黑外赤，其茎宛似脉络骨节，中央赤外黄白（节上微有白皮），实者先天，茎者后天，先天者物之性，其义为由肾及心；后天者物之用，其义为由心及脾胃，由肾及心，所谓肾主五液，入心为汗也，由心及脾胃，所以分布心阳，外至骨节肌肉皮毛，使其间留滞无不倾囊出也。故栽此物之地，冬不积雪，为其能伸阳气于至阴之中，不为盛寒所遏耳。

古方中有麻黄，皆先将麻黄煮数沸吹去浮沫，然后纳他药。盖以其所浮之沫发性过烈，去之所以使其性归和平也。

麻黄带节发汗之力稍弱，去节则发汗之力较强，今时用者大抵皆不去节。至其根则纯系止汗之品，本是一物，而其根茎之性若是迥殊，非经细心实验，何以知之。

陆九芝谓：麻黄用数分，即可发汗，此以治南方之人则可，非所论于北方也。盖南方气暖，其人肌肤薄弱，汗最易出，故南方有麻黄不过钱之语；北方若至塞外，气候寒冷，其人之肌肤强厚，若更为出外劳碌，不避风霜之人，又当严寒之候，恒用至七八钱始能汗者。夫用药之道，贵因时、因地、因人，活泼斟酌以胜病为主，不可拘于成见也。

【现代药理新解】

麻黄主要成分麻黄碱，并含少量伪麻黄碱、挥发油等。麻黄挥发油有发汗作用，麻黄碱能使处于高温环境中的人汗腺分泌增多增快。麻黄挥发油乳剂有解热作用。麻黄碱和伪麻黄碱均有缓解支气管平滑肌痉挛的作用。伪麻黄碱有明显的利尿作用。麻黄碱能兴奋心脏，收缩血管，升高血压；对中枢神经系统有明显的兴奋作用，可引起兴奋、失眠、不安。挥发油对流感病毒有抑制作用。

【临床新用】

1.感冒：麻黄汤、小青龙汤等麻黄的复方制剂可治疗普通感冒和流感。

2. 支气管哮喘：麻黄碱口服，可用于预防哮喘的发作，对急性发作效果差。

3. 预防某些低血压状态：麻黄碱可防治脊椎麻醉引起的低血压；口服还可治疗低血压。

4. 鼻塞：0.5%或1%麻黄碱溶液滴鼻，可治疗鼻黏膜充血引起的鼻塞。

5. 肾炎：以麻黄为主的方剂，如麻黄连翘赤小豆汤能改善肾炎的全身浮肿症状。

【注意事项】

麻黄所含的麻黄碱毒性较伪麻黄碱大，能引起小鼠眼球突出、举尾反应、紫绀和眼眶内出血等。人服用过量（治疗量的5～10倍）可引起烦躁不安、失眠、心悸、高血压等，甚至导致心肌梗死或死亡。

柴胡解

【张锡纯解】

柴胡味微苦，性平，禀少阳生发之气。其气于时为春，于五行为木，故柴胡为足少阳主药，而兼治足厥阴。肝气不舒畅者，此能舒之；胆火甚炽盛者，此能散之；至外感在少阳者，又能助其枢转以透膈升出之。故《本经》谓其主寒热，寒热者少阳外感之邪也。又谓其主心腹肠胃中结气、饮食积聚，诚以五行之理，木能疏土，为柴胡善达少阳之木气，则少阳之气自能疏通胃土之郁，而其结气饮食积聚自消化也。

《本经》柴胡主寒热，山茱萸亦主寒热。柴胡所主之寒热，为少阳外感之邪，若伤寒疟疾是也，故宜用柴胡和解之；山茱萸所主之寒热，为厥阴内伤之寒热，若肝脏虚极忽寒忽热，汗出欲脱是也，故宜用山茱萸补敛之。二证之寒热虽同，而其病因判若天渊，临证者当细审之，用药慎勿误投也。

柴胡非发汗之药，而多用之亦能出汗。小柴胡汤多用之至八两，按今时分量计之，且三分之（古方一煎三服，故可三分），一剂可得八钱。小柴胡汤中如此多用柴胡者，欲藉柴胡之力升提少阳之邪以透膈上出也。然多用之又恐其旁行发汗，则上升之力不专，小柴胡汤之去渣重煎，所以减其发汗之力也。

或疑小柴胡汤既非发汗之药，何以《伤寒论》百四十九节服柴胡汤后有汗出而解之语？不知此节文义，原为误下之后服小柴胡汤者说法。夫小柴胡汤系和解之剂，原非发汗之剂，特以误下之后，胁下所聚外感之邪，兼散漫于手少阳三焦，因少阳为游部，手足少阳原相贯彻也。此时仍投以小柴胡和解之，则邪之散漫于三焦者，遂可由手少阳外达之经络作汗而解，而其留于胁下者，亦与之同气相求，借径于手少阳而汗解，故于发热汗出上，特加一却字，言非发其汗而却由汗解也。然足少阳之由汗解原非正路，乃其服小柴胡汤后，胁下之邪欲上升透膈，因下后气虚不能助之透过，而其邪之散漫于手少阳者，且又以同类相招，遂于蓄极之时而开旁通之路，此际几有正气不能胜邪气之势。故必先蒸蒸而振，大有邪正相争之象，而后发热汗出而解，此即所谓战而后汗也。观下后服柴胡汤者，其出汗若是之难，则足少阳之病由汗解，原非正路益可知也。是以愚生平临证，于壮实之人用小柴胡汤时，恒减去人参；而于经医误下之后者，若用小柴胡汤必用人参以助其战胜之力。

用柴胡以治少阳外感之邪，不必其寒热往来也。但知其人纯系外感，而有恶心欲吐之现象，是即病在少阳，欲藉少阳枢转之机透膈上达也。治以小柴胡可随手奏效，此病机欲上者因而越之也。又有其人不见寒热往来，亦并不喜呕，惟频频多吐黏涎，斯亦可断为少阳病，而与以小柴胡汤。盖少阳之去路为太阴湿土。此少阳欲传太阴，而太阴湿土之气经少阳之火铄炼，遂凝为黏涎频频吐出，投以小柴胡汤，可断其入太阴之路，俾由少阳而解矣。又柴胡为疟疾之主药，升提疟邪透膈上出，若遇阴虚者，或热入于血分者，不妨多用滋阴凉血之药佐之；若遇燥热者，或热盛于气分者，不妨多用润燥清火之药佐之。是以愚治疟疾有重用生地、熟地治愈者，有重用生石膏、知母治愈者，其气分虚者，又有重用参、芪治愈者，然方中无不用柴胡也。

【验案】

一人年过四旬，胁下掀疼，大便七八日未行，医者投以大承气汤，大便未通而胁下之疼转甚。其脉弦而有力，知系肝气胆火恣盛也，投以拙拟金铃泻肝汤（川楝子五钱，乳香、没药各四钱，三棱、莪术各三钱，甘草一钱）加柴胡、龙胆草各四钱，服后须臾大便通下，胁疼顿愈。审是则《本经》谓"柴胡主肠胃中饮食积聚，推陈致新"者，诚非虚语也。且不但能通大便也，方书通小便亦多有用之者，愚试之亦颇效验。盖小便之下通，必由手少阳三焦，三焦之气化能升而后能降，柴胡不但升足少阳实兼能升手少阳也。

【现代药理新解】

柴胡根含 α-菠菜甾醇、春福寿草醇及柴胡皂苷，另含挥发油等。狭叶柴胡根含皂苷、挥发油、柴胡醇、春福寿草醇、α-菠菜甾醇。柴胡具有镇静、安定、镇痛、解热、镇咳等广泛的中枢抑制作用；柴胡及其有效成分柴胡皂苷有抗炎作用；柴胡皂苷又有降低血浆胆固醇作用；柴胡有较好的抗脂肪肝、抗肝损伤、利胆、降转氨酶作用；柴胡煎剂对结核杆菌有抑制作用；柴胡挥发油有抗感冒病毒作用，还有增强机体免疫的作用。

【临床新用】

1. 发热：柴胡注射液、柴胡口服液、柴胡糖浆对感冒、流感、肺炎、支气管炎、扁桃体炎、疟疾等引起的发热均有较好的解热作用。以柴胡注射液给小儿滴鼻，有较好的解热作用。

2. 病毒性肝炎：柴胡注射液或复方柴胡制剂（小柴胡汤、甘柴合剂）对急、慢性肝炎均有较好的疗效。

3. 高脂血症：柴胡注射液肌内注射可明显降低甘油三酯。

4. 流行性腮腺炎：柴胡注射液肌内注射疗效较好。

【注意事项】

柴胡毒性小，柴胡皂苷和煎剂有溶血作用，但口服时并不明显。口服较大剂量时可出现嗜睡，甚至深睡现象，还可出现腹胀、食欲减退等；柴胡注射液能引起过敏反应，严重时导致过敏性休克，应予以注意。

桂枝解

【张锡纯解】

桂枝味辛微甘，性温，力善宣通，能升大气（即胸之宗气）、降逆气（如冲气肝气上冲之类）、散邪气（如外感风寒之类）。仲景苓桂术甘汤用之治短气，是取其能升也；桂枝加桂汤用之治奔豚，是取其能降也；麻黄、桂枝、大小青龙诸汤用之治外感，是取其能散也。而《本经》论牡桂（即桂枝），开端先言其主咳逆上气，似又以能降逆气为桂枝之特长，诸家本草鲜有言其能降逆气者，是用桂枝而弃其所长也。又小青龙汤原桂枝、麻黄并用，至喘者去麻黄加杏仁而不去桂枝，诚以《本经》原谓桂枝主吐吸，吐吸即喘也，去桂枝则不能定喘矣。乃医者皆知麻黄泻肺定喘，而鲜知桂枝降气定喘，是不读《本经》之过也。其花开于中秋，是桂之性原得金气而旺，且又味辛属金，故善抑肝木之盛使不横恣。而桂之枝形如鹿角（树形分鹿角蟹爪两种），直上无曲，故又善理肝木之郁使之条达也。为其味甘，故又善和脾胃，能使脾气之陷者上升，胃气之逆者下降，脾胃调和则留饮自除，积食自化。其宣通之力，又能导引三焦下通膀胱以利小便（小便因热不利者禁用，然亦有用凉药利小便而少加之作向导者），惟上焦有热及恒患血证者忌用。

桂枝非发汗之品，亦非止汗之品，其宣通表散之力，旋转于表里之间，能和营卫、暖肌肉、活血脉，俾风寒自解，麻痹自开，因其味辛而且甘，辛者能散，甘者能补，其功用在于半散半补之间也。故服桂枝汤欲得汗者，必啜热粥，其不能发汗可知；若阳强阴虚者，误服之则汗即脱出，其不能止汗可知。

按：《伤寒论》用桂枝，皆注明去皮，非去枝上之皮也。古人用桂枝，惟取当年新生嫩枝，折视之内外如一，皮骨不分，若见有皮骨可以辨者去之不用，故曰去皮，陈修园之侄鸣岐曾详论之。

【验案】

一妇人，年二十余，因与其夫反目，怒吞鸦片，已经救愈，忽发喘逆，迫促异常，须臾又呼吸顿停，气息全无，约十余呼吸之顷，手足乱动，似有蓄极之势，而喘复如故，若是循环不已，势近垂危，延医数人皆不知为何病。后愚诊视，其脉左关弦硬，右寸无力，精思良久，恍然悟曰：此必怒激肝胆之火，挟下焦冲气上冲胃气。夫胃气本下行者，因肝胆之火冲之，转而上逆，并迫肺气亦上逆，此喘逆迫促所由来也。逆气上干填塞胸膈，排挤胸中大气使之下陷。夫肺悬胸中，以大气为其翕辟之原动力，须臾胸中无大气，即须臾不能呼吸，此呼吸顿停所由来也。迨大气蓄极而通，仍上达胸中鼓动肺脏使得呼吸，逆气遂仍得施其击撞，此又病势之所以循环也。欲治此证，非一药而兼能升陷降逆不为功，遂单用桂枝尖四钱，煎汤饮下，须臾气息调和如常。

徐灵胎谓，受风有热者，误用桂枝则吐血，是诚确当之论。忆曾治一媪，年六旬，春初感冒风寒，投以发表之剂，中有桂枝数钱，服后即愈。其家人为其方灵，贴之壁上。至孟夏，复受感冒，自用其方取药服之，遂致吐血，经医治疗始愈。盖前所受者寒风，后所受者热风，故一则宜用桂枝，一则忌用桂枝，彼用桂枝汤以治温病者可不戒哉。特是徐氏既知桂枝误用可致吐血，而其《洄溪医案》中载，治一妇人外感痰喘证，其人素有血证，时发时止，发则微嗽（据此数语断之，其血证当为咳血），因痰喘甚剧，病急治标，投以小青龙汤而愈。

按：用小青龙汤治外感痰喘，定例原去麻黄加杏仁，而此证则当去桂枝留麻黄，且仿《金匮》用小青龙汤之法，再加生石膏方为稳安。盖麻黄、桂枝皆能定喘，而桂枝动血分，麻黄不动血分，是以宜去桂枝留麻黄，再借石膏凉镇之力以预防血分之妄动，乃为万全之策。

【现代药理新解】

桂枝含挥发油，其主要成分为桂皮醛等。桂枝煎剂有降温解热作用，对金黄色葡萄球菌、白色葡萄球菌、伤寒杆菌、常见致病皮肤真菌、流感病毒均有抑制作用。桂皮油、桂皮醛对结核杆菌有抑制作用，桂皮油有健胃、缓解胃肠道痉挛及利尿、强心等作用。桂皮醛有镇痛、镇静、抗惊厥作用。

【临床新用】

1. 预防流行性感冒：复方桂枝气雾剂（桂枝和香薷组成）喷咽喉部有一定疗效。

2. 降血压：桂枝、甘草、附子各 15g 代茶饮，有降压作用。

3. 风湿性关节炎：以桂枝为主，配伍其他药应用，有一定疗效。

4. 其他：桂枝与有关药物配伍还治疗多种疾病，如对冠心病、月经不调、痛经、心性和肾性水肿等，均有一定疗效。

三七解

【张锡纯解】

三七味苦微甘，性平（诸家多言性温，然单服其末数钱，未有觉温者），善化瘀血，又善止血妄行，为吐衄要药。病愈后不至瘀血留于经络，证变虚劳（凡用药强止其血者，恒至血瘀经络成血痹虚劳）。兼治二便下血，女子血崩，痢疾下血鲜红（宜与鸦胆子并用），久不愈，肠中腐烂，浸成溃疡，所下之痢色紫腥臭，杂以脂膜，此乃肠烂欲穿（三七能化腐生新，是以治之）。为其善化瘀血，故又善治女子癥瘕、月事不通，化瘀血而不伤新血，允为理血妙品。外用善治金疮，以其末敷伤口，立能血止疼愈。若跌打损伤，内连脏腑经络作疼痛者，外敷内服奏效尤捷，疮疡初起肿疼者，敷之可消（当与大黄末等分，醋调敷）。至《本草备要》所谓，近出一种叶似菊艾而劲厚有歧尖，茎有赤棱，夏秋开花，花蕊如金丝，盘纽可爱，而气不香，根小如牛蒡，味甘，极易繁衍，云是三七，治金疮折伤血病甚效者，是刘寄奴非三七也。

【验案】

本邑留坛庄高姓童子，年十四五岁，吐血甚剧，医治旬日无效，势甚危急。仓猝遣人询方，俾单用三七末一两，分三次服下，当日服完其血立止。

本庄黄氏妇，年过四旬，因行经下血不止，彼时愚甫弱冠，为近在比邻，延为诊视，投以寻常治血崩之药不效，病势浸至垂危。后延邻村宿医高鲁轩，投以傅青主女科中治老妇血崩方，一剂而愈。其方系黄芪、当归各一两，桑叶十四片，煎汤送服三七细末三钱。后愚用此方治少年女子血崩亦效，惟心中觉热，或脉象有热者，宜加生地黄一两。

奉天大东关王姓少年，素患吐血，经医调治已两月不吐矣。而心中发闷、发热、时觉疼痛、廉于饮食，知系吐血时医者用药强止其血，致留瘀血为恙也。为疏方用滋阴养血、健胃利气之品，煎汤送服三七细末二钱，至二煎仍送服二钱，四剂后又复吐血，色多黑紫，然吐后则闷热疼痛皆减，知为吉兆，仍与前方，数剂后又吐血一次，其病从此竟愈，此足征三七化瘀之功也。

邻村张马村雇一牧童，夏日牧牛田间，众牧童嬉戏，强屈其项背，纳头裤中，倒缚其手，戏名为看瓜。后经人救出，气息已断。为盘膝坐，捶其腰背，多时方苏，惟觉有物填塞胸膈，压其胸中大气，妨碍呼吸，剧时气息仍断，目翻身挺。此必因在裤中闷极之时，努挣不出，热血随努挣之气上溢而停于膈上也。俾单用三七细末三钱，开水送服，两次全愈。

按：三七之性，既善化血，又善止血，人多疑之，然有确实可征之处。如破伤流血者，用三七末擦之则其血立止，是能止血也；其破处已流出之血，着三七皆化为黄水，是能化血。

乙丑孟夏末旬，愚寝室窗上糊纱一方以透气，夜则以窗帘障之。一日寝时甚热，未下窗帘。愚睡正当窗，醒时觉冷风扑面袭入右腮，因睡时向左侧也。至午后右腮肿疼，知因风袭，急服西药阿司匹林汗之。乃汗出已透，而肿疼依然。迟至翌晨，病又加剧，手按其处，连牙床亦肿甚，且觉心中发热。于斯连服清火、散风、活血消肿之药数剂。心中热退，而肿疼仍不少减，手抚之肌肤甚热。遂用醋调大黄细末屡敷其上，初似觉轻，迟半日仍无效，转觉其处畏凉。因以热水沃巾烫之，又见轻，乃屡烫之，继又无效。因思未受风之先，头面原觉发热，遽为凉风所袭，则凉热之气凝结不散。因其中凉热皆有，所以乍凉之与热相宜则觉轻，乍热之与凉相宜亦觉轻也。然气凝则血滞肿疼，久不愈必将化脓。遂用穿山甲、皂刺、乳香、没药、粉甘草、连翘诸药迎而治之。服两剂仍分毫无效。浸至其疼彻骨，夜不能眠。踌躇再四，恍悟三七外敷，善止金疮作疼，以其善化瘀血也，若内服之，亦当使瘀血之聚者速化而止疼。遂急取三七细末二钱服之，约数分钟其疼已见轻，逾一句钟即疼愈强半矣。当日又服两次，至翌晨已不觉疼，肿亦见消。继又服两日，每日三次，其肿消无芥蒂。

愚于斯深喜病之得愈，且深叹三七之功能几令人不可思议。内子王氏因语愚曰："余向在日本留学曾伤手出血，敷西药磺碘（即沃度仿谟）少许，其疼立止，后历三日始愈。迫来奉又伤手出血，敷三七末少许，移时疼方止，历一日夜伤处全愈。由斯观之，三七治金疮固胜于磺碘也。又在日本时，尝见日人恒以物类试药力，迫至奉俶居，居停杜氏所畜之犬，粪门溃烂流脓血，杜氏妇笑问有法治否？因思此正可为试验药力之资藉，遂答曰可治。俾用三七细末钱半，磺碘少许，掺粥中饲之，日两次，连饲三日，犬竟愈。观此二药并用如此效验，想以治人肠中生痈溃烂亦当有捷效。"愚因晓之曰："磺碘内服，其性原善解梅毒。犬因食含有梅毒之人矢，所以肠中生痈，溃及粪门，外流脓血。治以磺碘原甚的，而与三七之化腐生新者并用，所以见效尤捷。此本为治人之良药，特因一为中药，一为西药，故从前未有将此二药并用者。今既并用之试于犬而有效，用于人亦何患不效乎！既可以治人有梅毒之肠痈有效，其无梅毒之肠痈，治之不更易乎。"而愚又思之，难治者莫如肺痈（肺结核之甚者即肺痈），及赤痢末期，肠中溃烂，所下者腥臭腐败也。乃由肠痈而推及肺痈，且由肠中生痈溃烂推及肠中赤痢溃烂，想用此二药亦皆能奏效（此尚待试验）。为此段商榷实有益于医学，故并录之。此论成后，曾以示沧州友人李品三。品三曰："三七成为良药，余曾治一孔姓壮年心下疼痛，经他医屡治不愈。俾用丹参、桃仁各三钱煎汤，送服三七细末二钱，一剂而愈。盖因其心下血管为血所瘀，是以作疼。三七长于化瘀血，故奏效甚捷也。"愚闻之喜曰："三七之功能，愚以为发挥无遗矣。今闻兄言，知三七又多一主治也。"

继又实验三七之功能，直如神龙变化，莫可端倪。丙寅季春，愚自沧州移居天津。有表侄刘骧如在津为德发米庄经理，其右腿环跳穴处肿起一块，大如掌，按之微硬，皮色不变，继则渐觉肿处骨疼，日益加重。及愚诊视时，已三阅月矣。愚因思其处正当骨缝，其觉骨中作疼者，必其骨缝中有瘀血也。俾日用三七细末三钱，分作两次服下。至三日，骨已不疼，又服数日，其外皮色渐红而欲腐。又数日，疮顶自溃，流出脓水若干，遂改用生黄芪、天花粉各六钱，当归、甘草各三钱，乳香、没药各一钱。连服十余剂，其疮自内生肌排脓外出，结痂而愈。按：此疮若不用三七托骨中之毒外出，其骨疼不已，疮毒内陷，或成附骨疽为不治之证。今因用三七，不但能托骨中之毒外出，并能化疮中之毒使速溃脓（若早服三七并可不溃脓而自消），三七之治疮，何若斯之神效哉。因恍悟愚之右腮肿疼时，其肿疼原连于骨，若不服三七将毒托出，必成骨槽风证无疑也。由此知凡疮证之毒在于骨者，皆可用三七托之外出也。

又天津英租界胡氏妇，信水六月未通，心中发热胀闷。治以通经之药，数剂通下少许。自言少腹仍有发硬一块未消。其家适有三七若干，俾为末，日服四五钱许，分数次服下。约服尽三两，经水大下，其发硬之块亦消矣。审斯则凡人腹中有坚硬之血积，或妇人产后恶露未尽结为癥瘕，皆可用三七徐消之也。

又天津日租界刘问筹，偶患大便下血甚剧。西医注射以止血药针，其血立止，而血止之后，月余不能起床，身体酸软，饮食减少。其脉芤而无力，重按甚涩。因谓病家曰："西人所注射者，流动麦角膏也。其收缩血管之力甚大，故注射之后，其血顿止。然止后宜急服化瘀血之药，则不归经之血，始不至凝结于经络之间为羔。今但知止血，而不能化血，积之日久必成劳瘵，不仅酸软减食已也。然此时尚不难治，下其瘀血即愈矣。"俾日用三七细末三钱，空心时分两次服下。服至三次后，自大便下瘀血若干，色紫黑。从此每大便时，必有瘀血随下。至第五日，所下渐少。至第七日，即不见瘀血矣。于斯停药不服。旬日之间，身体复初。由斯观之，是三七一味即可代《金匮》之下瘀血汤，且较下瘀血汤更稳妥也。

【现代药理新解】

三七主要成分有三七皂苷、黄酮苷、槲皮苷、β-谷甾醇。止血活性成分 β-N-乙二酸酰基-L-α，β-二氨基丙酸。有止血作用，能缩短家兔凝血时间；有显著抗凝作用，能抑制血小板凝集，促进纤溶，并使全血黏度下降；能增加麻醉动物冠脉流量，降低心肌耗氧量，促进冠脉梗死区侧支循环的形成，增加心输出量并有抗心律失常作用；能改善心血管功能，加速消除运动性疲劳，增强体质。有抗炎及镇痛、镇静作用。此外，还有增强肾上腺皮质功能、调节糖代谢、保肝、抗衰老及抗肿瘤作用。

【临床新用】

1.各种出血性疾病：上消化道出血、咯血、眼出血、颅内出血，单用或配伍其他止血药，如《濒湖集简方》的三七散、张锡纯的化血丹（三七、花蕊石、血余）。近年曾用于血吸虫病晚期呕血、泻血和肺结核咯血。对眼外伤或眼手术后前房积血，应用三七液点眼或结膜下注入有效。

2.瘀血阻滞及跌打损伤等：如三七伤药片或云南白药。

3.冠心病、心绞痛：单味三七粉或配伍黄精、山楂成复方，或配以何首乌、丹参制成注射液治疗冠心病。三七冠心宁用于冠心病合并高血压病时，可见血压平稳下降。

4.慢性肝病：可降低酶的活性，缓解肝区疼痛，并增加血清蛋白含量。红参、三七与激素合并应用，可减少重症肝炎的死亡率。

5.偏头痛：三七叶皂苷对偏头痛的疗效较好。

滑石解

【张锡纯解】

滑石色白味淡，质滑而软，性凉而散。《本经》谓其主身热者，以其微有解肌之力也；谓其主癃闭者，以其饶有淡渗之力也。且滑者善通窍络，故又主女子乳难；滑而能散，故又主胃中积聚。因热小便不利者，滑石最为要药。若寒温外感诸证，上焦燥热下焦滑泻无度，最为危险之候，可用滑石与生山药各两许，煎汤服之，则上能清热，下能止泻，莫不随手奏效。又外感大热已退而阴亏脉数不能自复者，可于大滋真阴药中（若熟地黄、生山药、枸杞之类）少加滑石，则外感余热不至为滋补之药逗留，仍可从小便泻出，则其病必易愈。若与甘草为末（滑石六钱，甘草一钱，名六一散）服之，善治受暑及热痢；若与代赭石为末服之，善治因热吐血衄血；若其人蕴有湿热，周身漫肿，心腹膨胀，小便不利者，可用滑石与土狗研为散服之，小便通利肿胀自消；至内伤阴虚作热，宜用六味地黄汤以滋阴者，亦可少加滑石以代苓、泽，则退热较速。盖滑石虽为石类，而其质甚软，无论汤剂丸散，皆与脾胃相宜，故可加于六味汤中以代苓、泽。其渗湿之力，原可如苓、泽行熟地之滞泥，而其性凉于苓、泽，故又善佐滋阴之品以退热也。

天水散，为河间治暑之圣药，最宜于南方暑证。因南方暑多夹湿，滑石能清热兼能利湿，又少加甘草以和中补气（暑能伤气），是以用之最宜。若北方暑证，不必兼湿，甚或有兼燥，再当变通其方，滑石、生石膏各半，与甘草配制，方为适宜。

【现代药理新解】

滑石含硅酸镁、氧化铝、氧化镍等。本品所含硅酸镁有吸附和收敛作用，内服能保护肠壁。滑石粉撒布创面形成被膜，有保护创面、吸收分泌物、促进结痂的作用。

【临床新用】

1. 湿疹、痱子：外用滑石撒患处；亦可配煅石膏、炉甘石各等量，以及适量枯矾、冰片等，共研细末，纱布包敷患处。

2. 泌尿系结石及泌尿系感染：常与车前子、冬葵子、通草、萹蓄、瞿麦等配伍，以利尿排石、抗感染。

3. 肠伤寒及波状热：以本品配伍黄芩、通草、茯苓、大腹皮、白蔻仁。

4. 中暑：可与甘草同用，如六一散。

牛膝解

【张锡纯解】

牛膝味甘微酸，性微温，原为补益之品，而善引气血下注，是以用药欲其下行者，恒以之为引经。故善治肾虚腰疼腿疼，或膝疼不能屈伸，或腿痿不能任地，兼治女子月闭血枯，催生下胎。又善治淋疼，通利小便，此皆其力善下行之效也。然《别录》又谓其除脑中痛，时珍又谓其治口疮齿痛者何也？盖此等证，皆因其气血随火热上升所致，重用牛膝引其气血下行，并能引其浮越之火下行，是以能愈也。愚因悟得此理，用以治脑充血证，伍以代赭石、龙骨、牡蛎诸重坠收敛之品，莫不随手奏效，治愈者不胜记矣。为其性专下注，凡下焦气化不固，一切滑脱诸证皆忌之。此药怀产者佳，川产者有紫白两种色，紫者佳。

【验案】

在辽宁时，曾治一女子师范女教员，月信期年未见，方中重用牛膝一两，后复来诊，言服药三剂月信犹未见，然从前曾有脑中作疼病，今服此药脑中清爽异常，分毫不觉疼矣。愚闻此言，乃知其脑中所以作疼者，血之上升者多也。今因服药而不疼，想其血已随牛膝之引而下行，遂于方中加䗪虫五枚，连服数剂，月信果通。

友人袁霖普君，素知医，时当季春，牙疼久不愈，屡次服药无效。其脉两寸甚实，俾用怀牛膝、生代赭石各一两，煎服后，疼愈强半，又为加生地黄一两，又服两剂，遂霍然全愈。

【现代药理新解】

牛膝属及川牛膝属各植物均含昆虫变态激素。如牛膝中含促脱皮甾酮、牛膝甾酮。牛膝及粗毛牛膝尚含三萜皂苷，水解后产生齐墩果酸。牛膝醇浸剂对大鼠甲醛性关节炎有较明显抑制作用；提取的皂苷对大鼠蛋清性关节炎，也有促进炎性肿胀消退的明显作用。对子宫的作用，因动物种类不同及是否怀孕而异，对家兔已孕及未孕子宫及小鼠子宫均显兴奋作用，对猫子宫未孕者迟缓、已孕者兴奋；川牛膝提取物有抗生育和抗着床作用，以苯提取物最显著，有降压及利尿作用。所含昆虫变态甾体激素具有强的蛋白质合成促进作用；所含脱皮激素有缩短桑蚕龄期等作用。

【临床新用】

1. 终止早孕：川牛膝 30g，冬葵子 18g，地鳖虫、三棱、莪术、生大黄各 10g，蜈蚣 2 条，每日 1 剂，分 4 次服，连服 5 剂。

2. 风湿性关节炎：常与黄柏、薏苡仁同用，对于下肢关节疼痛较重者，可与威灵仙、南五加皮、木瓜、萆薢等药同用。

3. 小儿麻痹后遗症及中风后遗症：可与虎骨、锁阳、龟板、熟地黄、当归、黄柏、白芍、知母、陈皮配伍。

4. 尿路结石：用川牛膝 30g，乳香 9g，水煎服，重症每 6 小时 1 剂，轻症每日 1～2 剂。

5. 高血压病：本品有降压作用，治疗高血压病，以本品配伍丹参各 30g，酒大黄 6g，水煎服，每日 1 剂。

6. 经前期紧张综合征：与生龙骨、生牡蛎、生龟板、生杭白芍、玄参、天冬、川楝子、麦芽、青蒿、甘草配伍。

远志解

【张锡纯解】

远志味酸微辛，性平，其酸也能翕，其辛也能辟，故其性善理肺，能使肺叶之翕辟自然，而肺中之呼吸于以调，痰涎于以化，即咳嗽于以止矣。若以甘草辅之，诚为养肺要药。至其酸敛之力，入肝能敛戢肝火，入肾能固涩滑脱，入胃又能助生酸汁，使人多进饮食，和平纯粹之品，夫固无所不宜也。若用水煎取浓汁，去渣重煎，令其汁浓若薄糊，以敷肿疼疮疡及乳痈甚效，若恐其日久发酵，每一两可加硼砂二钱溶化其中。愚初次细嚼远志尝之，觉其味酸而实兼有矾味，若末服至二钱可作呕吐，乃知其中确含有矾味，因悟矾能利痰，其所以能利痰者，亦以其含有矾味也。矾能解毒，《纲目》谓其解天雄、附子、乌头毒，且并能除疮疡肿疼者，亦以其兼有矾味也。是以愚用此药入汤剂时，未尝过二钱，恐多用之亦可作呕吐也。

【现代药理新解】

远志含皂苷，水解后可分得远志皂苷元 A 和远志皂苷元 B。另含远志醇、细叶远志定碱、脂肪油、树脂等。全远志有镇静、催眠及抗惊厥作用；有较强的祛痰作用；煎剂对离体之未孕及已孕子宫均有兴奋作用；乙醇浸剂对人型结核杆菌、金黄色葡萄球菌、痢疾杆菌、伤寒杆菌等均有抑制作用；所含皂苷亦有溶血作用。

【临床新用】

1. 神经衰弱：远志研粉，每服 3g，每日 3 次，米汤冲服。

2. 急性乳腺炎及乳房纤维瘤：远志酒浸后水煮，治疗急性乳腺炎、乳房纤维瘤，效果满意。另有报道，将远志水煎后加米酒兑服治疗急性乳腺炎有良效。

【注意事项】

远志含皂苷，大量口服可引起恶心、呕吐，注射可致溶血。

龙胆草解

【张锡纯解】

龙胆草味苦微酸，性寒，色黄属土，为胃家正药。其苦也，能降胃气、坚胃质；其酸也，能补益胃中酸汁、消化饮食。凡胃热气逆，胃汁短少，不能食者，服之可以开胃进食，为其微酸属木，故又能入胆肝，滋肝血，益胆汁，降肝胆之热使不上炎，举凡目疾、吐血、衄血、二便下血、惊病、眩晕，因肝胆有热而致病者，皆能愈之。其泻肝胆实热之力，数倍于芍药，而以敛戢肝胆虚热，固不如芍药也。

【现代药理新解】

龙胆草含龙胆苦苷、龙胆碱、龙胆黄素、龙胆糖。龙胆煎剂对绿脓杆菌、变形杆菌、伤寒杆菌、金黄色葡萄球菌、某些皮肤真菌及钩端螺旋体等，均有一定的抑制作用，并有抗炎作用。龙胆碱有镇静作用，还可使肌肉松弛，对麻醉动物有降压作用。龙胆草少量口服，可反射性增强胃液分泌，并能增加游离酸，有助消化、增进食欲作用。此外，又有保肝利胆作用。

【临床新用】

1. 高血压病：本品有降血压的作用。治疗高血压病，可与钩藤同用。

2. 泌尿生殖系感染：治疗急性肾盂肾炎、膀胱炎、尿道炎、急性睾丸炎、阴囊局部感染、阴囊湿疹、盆腔炎，常与黄芩、栀子、车前子、泽泻、木通、柴胡、当归、生地黄、甘草配伍，如龙胆泻肝汤。

3. 腭扁桃体炎及咽喉炎：可与紫花地丁、银花、虎杖、鱼腥草等同用。

4. 眼科感染：可用黄连浸汁滴眼。

5. 幽门螺杆菌感染：用清热益胃汤，龙胆草、白花蛇舌草、公英、乌梅、当归、杭白芍、甘草，水煎服，每日 1 剂。

【注意事项】

本品用量过大可刺激胃壁，引起恶心、呕吐。用量过大或饭后服用，还可使消化功能减退，有时出现头痛、颜面潮红、眩晕等不良反应。

半夏解

【张锡纯解】

半夏味辛，性温，有毒，凡味辛之至者，皆禀秋金收降之性，故力能下达，为降胃安冲之主药。为其能降胃安冲，所以能止呕吐，能引肺中、胃中湿痰下行，纳气定喘。能治胃气厥逆，吐血、衄血（《内经》谓阳明厥逆衄呕血，阳明厥逆，即胃气厥逆也）。惟药房因其有毒，皆用白矾水煮之，相制太过，毫无辛味，转多矾味，令人呕吐，即药房所鬻之清半夏中亦有矾，以之利湿痰犹可，若以止呕吐及吐血、衄血，殊为非宜。愚治此等证，必用微温之水淘洗数次，然后用之。然屡次淘之则力减，故须将分量加重也。

【验案】

愚每于仲春、季秋之时，用生半夏数斤，浸以热汤，日换一次，至旬日，将半夏剖为两瓣，再入锅中，多添凉水煮一沸，速连汤取出，盛盆中，候水凉，净晒干备用。偶有邻村王姓童子，年十二三岁，忽晨起半身不能动转，其家贫无钱购药，赠以自制半夏，俾为末每服钱半，用生姜煎汤送下，日两次，约服二十余日，其病竟愈。盖以自制半夏辛味犹存，不但能利痰，实有开风寒湿痹之力也。

东洋野津猛男曰：英国军医官阿来甫屡屡吐，绝食者久矣。其弟与美医宁马氏协力治疗之，呕吐卒不止，乞诊于余，当时已认患者为不起之人，但求余一决其死生而已。宁马氏等遂将患者之症状及治疗之经过，一一告余。余遂向两氏曰：余有一策，试姑行之。遂辞归检查汉法医书，制小半夏加茯苓汤，贮瓶令其服用，一二服后奇效忽显，数日竟恢复原有之康健。至今半夏浸剂，遂为一种之镇呕剂，先行于医科大学，次及于各病院与医家。

按： 此证若用大半夏汤加代赭石尤效，因吐久则伤津、伤气，方中人参能生津补气，加代赭石以助之，力又专于下行也。若有热者，可再加天冬佐之。

【现代药理新解】

半夏含 β-谷甾醇及葡萄糖苷、多种氨基酸和挥发油、皂苷、辛辣性醇类、胆碱、左旋麻黄碱等生物碱及少量脂肪、淀粉等。其对咳嗽中枢有抑制作用，可解除支气管痉挛，并使支气管分泌物减少而有镇咳祛痰作用；可抑制呕吐中枢而止吐；所含葡萄糖醛酸的衍生物，有显著的解毒作用；半夏对小鼠有明显的抗早孕作用；煎剂可降低兔眼内压。

【临床新用】

1. 胃肠功能紊乱：半夏可用于胃肠功能紊乱的多种病症，如妊娠恶阻、呕吐、泄泻等。

2. 梅核气（咽部异物感）：半夏厚朴汤（半夏、厚朴、茯苓、紫苏、生姜）治疗有效。

3. 冠心病：生半夏、生南星等份为丸，每服 3.5g，1 日 3 次。治疗冠心病 50 例，对心绞痛显效率为 38.7%，总有效率为 71%，心电图改善率为 30.8%，对心律失常亦有效。

4. 眩晕：用温胆汤加减（半夏、陈皮、黄芩、竹茹、白术、泽泻、钩藤），每日 1 剂，水煎服。治疗内耳眩晕症 52 例，痊愈 48 例，好转 3 例，无效 1 例。

5. 皮肤病：生半夏有毒，多外用。治疗鸡眼，以生半夏研末外敷，胶布固定，5～7 日后鸡眼坏死脱落；治疗虫咬继发性感染，鲜半夏洗净去皮，加水捣烂外敷，效果良好。

6. 失眠：半夏秫米汤，取半夏能通阴阳，秫米能和脾胃，阴阳通，脾胃和，其人即安睡。在临床用此方加减治疗失眠常获良效，但其失眠必须属胆热犯胃，胃失和降型，可见胃脘满闷、口苦、纳差等症状，且服用黄连温胆汤效不佳的失眠顽症，确实疗效甚佳。一般半夏 40～80g，高粱米 50～100g，或再配合温胆汤即可。

7. 带状疱疹：用半夏秫米汤治疗胆热型带状疱疹，不管有无疱疹，神经疼痛明显者，效果甚佳。一 70 岁老年妇女，左腋下皮肤疼痛 1 个月，夜间更甚，西医诊断为神经疼痛，考虑为带状疱疹所致，虽然皮肤无明显丘疹水疱，但疼痛明显，服用疏肝活血或清肝胆湿热等中药，效果不甚明显。仔细询问患者，伴有口苦、脉数、眠差，舌苔厚腻等症，所以大胆使用半夏秫米汤，半夏 100g，高粱米 50g，夏枯草 10g，煎浓汤，隔 2 小时连服两次后疼痛明显缓解，再连服 3 剂，症状基本消失。

所以，半夏秫米汤不仅可用于治疗失眠，凡是胆热型的病症均适用。

【注意事项】

治疗孕妇呕吐时，生半夏应慎重使用。临床应用半夏，多经生姜或明矾炮制。如果用生半夏内服，应经过煎煮以减毒，配伍生姜以制毒。本品反乌头。

瓜蒌解

【张锡纯解】

瓜蒌味甘，性凉。能开胸间及胃口热痰，故仲景治结胸有小陷胸汤，瓜蒌与连、夏并用；治胸痹有瓜蒌薤白等方，瓜蒌与薤、酒、桂、朴诸药并用。若与穿山甲同用，善治乳痈（瓜蒌两个，穿山甲两钱煎服）；若与代赭石同用，善止吐衄（瓜蒌能降胃气、胃火，故治吐衄）；若但用其皮，最能清肺、敛肺、宁嗽、定喘（须用新鲜者方效）；若但用其瓤（用温水将瓤泡开，拣出仁，余煎一沸，连渣服之），最善滋阴、润燥、滑痰、生津；若但用其仁（须用新炒熟者，捣碎煎服），其开胸降胃之力较大，且善通大便。

【验案】

邻村高鲁轩，邑之宿医也。甲午仲夏，忽来相访，言第三子年十三岁，于数日之间，痰涎郁于胸中，烦闷异常，剧时气不上达，呼吸即停，目翻身挺，有危在顷刻之状。连次用药，分毫无效，敢乞往为诊视，施以良方。时愚有急务未办，欲迟数点钟再去，彼谓此病已至极点，若稍迟延恐无及矣。于是遂与急往诊视，其脉关前浮滑，舌苔色白，肌肤有热，知其为温病结胸，其家自设有药房，俾用瓜蒌仁四两，炒熟（新炒者其气香而能通）、捣碎，煎汤两茶盅，分两次温饮下，其病顿愈。隔数日，其邻高姓童子，是愚表侄，亦得斯证，俾用新炒瓜蒌仁三两，苏子五钱，煎服，亦一剂而愈。盖伤寒下早成结胸，温病未经下亦可成结胸，有谓瓜蒌力弱，故小陷胸汤中必须伍以黄连、半夏始能建功者，不知瓜蒌力虽稍弱，重用之则转弱为强，是以重用至四两，即能随手奏效，挽回人命于顷刻也。

【现代药理新解】

本品含三萜皂苷、有机酸及盐类、树脂、糖类和色素。种子含脂肪油、皂苷等。瓜蒌皮含多种氨基酸及生物碱等。所含皂苷及皮中总氨基酸有祛痰作用；瓜蒌注射液对豚鼠离体心脏有扩冠作用；对垂体后叶引起的大鼠急性心肌缺血有明显的保护作用，并有降血脂作用。对金色葡萄球菌、肺炎双球菌、绿脓杆菌、溶血性链球菌及流感杆菌等有抑制作用。瓜蒌仁有致泻作用。

【临床新用】

1. 便秘：配合火麻仁、郁李仁、枳壳同用。

2. 乳腺小叶增生：用瓜蒌 25 个，全蝎 160g 加入其中，焙存性，研细末，每次服 3g，每日 3 次，连用 1 个月可愈。

3. 肋软骨炎：瓜蒌 4 份，浙贝母 2 份，桂枝 1 份。共研细末，每服 10g，每日 2 次。

【注意事项】

本品反乌头。

天花粉解

【张锡纯解】

天花粉，栝楼根也，色白而亮者佳，味苦微酸，性凉而润，清火生津，为止渴要药（《伤寒论》小柴胡汤，渴者去半夏加栝楼根，古方书治消渴亦多用之）。为其能生津止渴，故能润肺，化肺中燥痰，宁肺止嗽，治肺病结核。又善通行经络，解一切疮家热毒、疔痈初起者，与连翘、穿山甲并用即消；疮疡已溃者，与黄芪、甘草（皆须用生者）并用，更能生肌排脓，即溃烂至深旁串他处，不能敷药者，亦可自内生长肌肉，徐徐将脓排出。大凡藤蔓之根，皆能通行经络，而天花粉又性凉解毒，是以有种种功效也。

【现代药理新解】

本品含多量淀粉及皂苷、多糖类、氨基酸类、酶类和蛋白质。本品有致流产作用，其蛋白同时具有免疫刺激和免疫抑制的两种作用；

具有抗艾滋病毒、抗肿瘤作用；在体外对溶血性链球菌、肺炎双球菌和白喉杆菌有一定的抑制作用，而对伤寒杆菌、绿脓杆菌、痢疾杆菌、变形杆菌及金黄色葡萄球菌的作用较弱。

【临床新用】

1. 胃及十二指肠溃疡：天花粉 50g，贝母 25g，鸡蛋壳 10 个。研面，每服 10g，白开水送下。

2. 乳头溃疡：天花粉 100g，研末，鸡蛋清调敷。

3. 引产：对中期妊娠、死胎、过期流产的引产具有疗效高、方法简便、出血少等优点。注射用天花粉：注射前先用生理盐水将天花粉稀释至每毫升 2μg 的浓度，取 0.05mL 注射于前臂屈侧皮内，20 分钟后观察皮试结果，如属阴性者可深部肌内注射 5～8mg。据 2000 例左右中期妊娠、死胎、过期流产的引产观察，成功率为 95% 左右，其中死胎引产效果更为突出。平均引产时间：中期妊娠一般在 6 天左右，死胎在 3～5 天以内。注射后通常在 6～8 小时出现发热、头痛、咽喉痛、关节酸痛、颈项活动不利等副作用，局部出现疼痛及红斑；少数发生皮疹、恶心呕吐；个别出现荨麻疹、血管神经性水肿、胸闷、气急、腹胀、肝大、脾大，甚至过敏性休克等。反应严重者须及时抢救，以免造成不良后果。

干姜解

【张锡纯解】

干姜味辛，性热，为补助上焦、中焦阳分之要药。为其味至辛，且具有宣通之力，与厚朴同用，治寒饮杜塞胃脘，饮食不化；与桂枝同用，治寒饮积于胸中，呼吸短气；与黄芪同用，治寒饮渍于肺中，肺痿咳嗽；与五味子同用，治感寒肺气不降，喘逆迫促；与代赭石同用，治因寒胃气不降，吐血衄血；与白术同用，治脾寒不能统血，二便下血，或脾胃虚寒，常作泄泻；与甘草同用，能调其辛辣之味，使不刺激，而其温补之力转能悠长。《本经》谓其逐风湿痹，指风湿痹之偏于寒者而言也，而《金匮》治热瘫痫，亦用干姜，风引汤中与石膏、寒水石并用者是也。此乃取其至辛之味，以开气血之凝滞也。有谓炮黑则性热，能助相火者，不知炮之则味苦，热力即减，且其气轻浮，转不能下达，观后所引陈氏释《本经》之文自明。

陈修园曰："干姜气温，禀厥阴风木之气，若温而不烈，则气归平和而属土矣。味辛得阳明燥金之味，若辛而不偏，则金能生水而转润矣，故干姜为脏寒之要药也。胸中者肺之分也，肺寒则金失下降之性，气壅于胸中而满也；满则气上，所以咳逆上气之证生焉；其主之者辛散温行也。中者土也，土虚则寒，而此能温之，止血者（多指下血而言，若吐血衄血亦间有因寒者，必与代赭石同用方妥），以阳虚阴必走，得暖则血自归经也。出汗者，辛温能发散也，逐风湿痹者，治寒邪之留于筋骨也，治肠澼下利者，除寒邪之陷于肠胃也。以上诸主治，皆取其雄烈之用，如孟子所谓刚大浩然之气，塞乎天地之间也。生则辛味浑全，故又申言之曰：生者尤良。即《金匮》治肺痿用甘草干姜汤，自注炮用，以肺虚不能骤受过辛之味，炮之使辛味稍减，亦一时之权宜，非若后世炮黑炮炭，全失姜之本性也。"

徐灵胎曰："凡味厚之药主守，气厚之药主散，干姜气味俱厚，故散而能守。夫散不全散，守不全守，则旋转于经络脏腑之间，驱寒除湿、和血通气所必然矣，故性虽猛峻，不妨服食。"

【验案】

愚在沧州贾官屯张寿田家治病，见有制丸药器具，问用此何为？答谓："舍妹日服礞石滚痰丸，恐药铺治不如法，故自制耳。"愚曰："礞石滚痰丸，原非常服之药，何日日服之。"寿田谓："舍妹素多痰饮，杜塞胃脘作胀满，一日不服滚痰丸，即不欲进食，今已服月余，亦无他变，想此药与其气质相宜耳。"愚再三驳阻，彼终不以为然。后隔数月，迎愚往为诊治，言从前服滚痰丸饮食加多，继则饮食渐减，后则一日不服药即不能进食，今则服药亦不能进食，日仅一餐，惟服稀粥少许，且时觉热气上浮，耳鸣欲聋。脉象浮大，按之甚软，知其心肺阳虚，脾胃气弱，为服苦寒攻泻之药太过，故病证脉象如斯也。拟治以理饮汤（干姜五钱，白术四钱，桂枝尖、生杭白芍、茯苓片、炙甘草各两钱，陈皮、厚朴各钱半）。寿田谓："从前医者用桂、附，即觉上焦烦躁不能容受。"愚曰："桂、附原非正治心肺脾胃之药，况又些些用之，病重药轻，宜其不受，若拙拟理饮汤，与此证针芥相投，服之必效，若畏其药不敢轻服，单用干姜五钱试服亦可。"于斯遂单将干姜五钱煎服，耳即不鸣，须臾觉胸次开通，可以进食。继投以理饮汤，服数剂后，心中转觉甚凉，遂将干姜改用一两，甘草、厚朴亦稍加多，连服二十余剂全愈。

一妇人年四十许，上焦满闷烦躁，思食凉物，而偶食之则满闷益甚，且又黎明泄泻，日久不愈，心腹浸形膨胀，脉象弦细而迟。知系寒饮结胸，阻塞气化，欲投以理饮汤。病家闻而迟疑，亦俾先煎干姜数钱服之，胸中烦躁顿除。为其黎明泄泻，遂将理饮汤去厚朴、白芍，加生鸡内金钱半，补骨脂三钱，连服十剂诸病皆愈。

一妇人年近五旬，常觉短气，饮食减少，屡延医服药，或投以宣通，或投以升散，或投以健补脾胃兼理气之品，皆分毫无效。浸至饮食日减，羸弱不起，奄奄一息，病家亦以为不治之证。后闻愚在邻村屡救危险之证，延为诊视。其脉弦细欲无，频吐稀涎，心中觉有物杜塞，气不上达，知为寒饮凝结。投以理饮汤，方中干姜改用七钱，连服三剂，胃口开通，又觉呼吸无力，遂于方中加生黄芪三钱，连服十余剂全愈。

一妇人年四十许，胸中常觉满闷发热，或旬日或浃辰之间必大喘一两日，医者用清火理气之药，初服稍效，久服病转增剧。其脉沉细，几不可见，病家问系何病因，愚曰："此乃心肺阳虚，不能宣通脾胃，以致多生痰饮也。人之脾胃属土，若地舆然，心肺居临其上，正当太阳部位（膈上属太阳经，观《伤寒论》太阳篇自知），其阳气宣通敷布，若日丽中天，暖光下照，而胃中所纳水谷，实藉其阳气宣通之力，以运化精微而生气血，传送渣滓而为二便，清升浊降痰饮何由而生。惟心肺阳虚，不能如离照当空，脾胃即不能藉其宣通之力以运化传送，于是饮食停滞胃口，若大雨之后阴雾连旬，遍地污涝不能干渗而痰饮生矣。痰饮既生，日积月累，郁满上焦则作闷，溃满肺窍则作喘，阻遏心肺阳气不能四布则作热。或逼阳气外出则周身发热，迫阳气上浮则目眩耳聋。医者不知病源，犹用凉药清之，勿怪其久而增剧也。"病家甚韪愚言，遂为开理饮汤方，服一剂心中热去，数剂后转觉凉甚，遂去芍药，连服二十余剂，胸次豁然，喘不再发。

岁在壬寅，训蒙于邑北境刘仁村庄，愚之外祖家也。有学生刘玉良者，年十三岁。一日之间，衄血四次，诊其脉甚和平，询其心中不觉凉热。为衄血之证，热者居多，且以童子少阳之体，时又当夏令，遂略用清凉止血之品，衄益甚，脉象亦现微弱。知其胃气因寒不降，转迫血上溢而为衄也（《内经》谓阳明厥逆，衄吐血），投以温降汤，一剂即愈。

又有他学校中学生，年十四岁，吐血数日不愈。其吐血之时，多由于咳嗽，诊其脉象迟濡，右关尤甚。疑其脾胃虚寒，不能运化饮食，询之果然。盖吐血之证，多由于胃气不降，饮食不能运化，胃气即不能下降。咳嗽之证，多由于痰饮入肺，饮食迟于运化，又必多生痰饮，因痰饮而生咳嗽，因咳嗽而气之不降者，更转而上逆，此吐血之所由来也。亦投以温降汤，一剂血止，接服数剂，饮食运化，咳嗽亦愈。

近在沈阳医学研究社，与同人论吐血、衄血之证，问有因寒者，宜治以干姜。社友李子林谓从前小东关有老医徐敬亭者，曾用理中汤治愈历久不愈之吐血证，是吐血证诚有因胃寒者之明征也。然徐君但知用理中汤以暖胃补胃，而不知用代赭石、半夏佐之，以降胃气，是处方犹未尽善也。特是药房制药多不如法，虽清半夏中亦有矾，以治血证吐证，必须将矾味用微温之水淘净，然淘时必于方中原定之方量外加多数钱淘之，以补其淘去矾味所减之分量及所减之药力。

邻村高边务高某，年四十余，小便下血，久不愈。其脉微细而迟，身体虚弱恶寒，饮食减少。知其脾胃虚寒，中气下陷，黄坤载所谓血之亡于便溺者，太阴不升也。为疏方干姜、白术各四钱，生山药、熟地各六钱，乌附子、炙甘草各三钱，煎服一剂血见少，连服十余剂全愈。

【现代药理新解】

干姜含挥发油，油中主成要分为姜烯、姜醇、水芹烯、茨烯、柠檬醛、芳樟醇、姜辣素等。姜的乙醇提取液能直接兴奋心脏，对血管运动中枢有兴奋作用；干姜有镇吐、镇静、镇痛、祛风健胃、止咳等作用。

【临床新用】

1.呕吐：干姜对手术后恶心呕吐有较好的疗效，也可用于胃寒呕吐等。

2.冠心病：干姜胶囊能降低心脾两虚或夹气滞血瘀型冠心病患者血浆血栓素 B_2（TXB_2）水平，稳定血浆 6-酮前列腺素（6-Keto-$PGF_{1\alpha}$）水平，明显降低全血及血浆黏度。

3.晕船：干姜粉具有明显的抗晕船作用。

生姜解

【张锡纯解】

将鲜姜种于地中，秋后剖出，去皮晒干为干姜；将姜上所生之芽种于地中，秋后剖出其当年所生之姜为生姜。是以干姜为母姜，生姜为子姜，干姜老而生姜嫩也。为生姜素嫩姜，其味之辛、性之温，皆亚于干姜，而所具生发之气则优于干姜，故能透表发汗。与大枣同用，善和营卫，盖藉大枣之甘缓，不使透表为汗，惟旋转于营卫之间，而营卫遂因之调和也。其辛散之力，善开痰理气、止呕吐，逐除一切外感不正之气。若但用其皮，其温性稍减，又善通利小便。能解半夏毒及菌蕈诸物毒。食料中少少加之，可为健胃进食之品。

【现代药理新解】

生姜含挥发油，油中主成要分为姜醇、姜烯、水芹烯、柠檬醛、芳樟醇、甲基庚烯酮、壬醛、α-龙脑等。尚含辣味成分姜辣素。生姜能促进消化液分泌，有增进饮食作用；有镇吐、镇痛、抗炎消肿作用；醇提取物能兴奋血管运动中枢、呼吸中枢、心脏；正常人嚼生姜，可升高血压；对伤寒杆菌、霍乱弧菌、堇色毛癣菌、阴道滴虫均有不同程度的抑杀作用。

【临床新用】

1. 胃肠型感冒：常以本品 10g，配红糖 15g 煎服，或配伍其他发汗解表药。

2. 神经性呕吐：用生姜 2 大片，置伤湿止痛膏上外敷内关穴。

3. 梅尼埃病：用生姜 1 块（约 10g），细嚼后咽下，眩晕顿减。

4. 矫正胎位：将新鲜生姜捣烂成泥状，敷于阴部后用塑料薄膜包裹，保持湿润，干燥后重新更换，连敷 3～7 天。能温通气血，使胎儿活动增加，使胎位转正。

5. 小儿秋季腹泻：用生姜 30g 捣烂如泥，加入红糖 15g 调成糊状，装瓶备用。先将脐部擦洗干净，再将药物摊敷于脐部，纱布覆盖并胶布固定，每 12 小时换药 1 次。皮肤有烧灼感并出现水泡或皮疹时应立即停药。

6. 遗尿：生姜 30g 捣泥，炮附子 6g 与补骨脂 12g 共研为细末，将细末与姜泥混匀为膏状，填入脐中，消毒纱布固定，5 天换药 1 次。

7. 老年顽固性呃逆：生姜 100g 去皮捣烂，加开水 100mL，当冷却到 35℃时加蜂蜜 20mL，顿服，每日 1 次。

8. 蛔虫性肠梗阻：生姜 60g 捣烂榨汁至 60mL。1～4 岁 30～40mL，5～6 岁 50mL，7～13 岁 50～60mL，分 2～3 次口服。服后即可痛消呕止。继之做驱虫治疗。

【注意事项】

大量服用可引起口干、喉痛；吸收后由肾脏排泄时，则刺激肾脏发炎，故用量宜适当掌握。

附子、乌头、天雄解

【张锡纯解】

附子味辛，性大热，为补助元阳之主药，其力能升能降，能内达能外散，凡凝寒锢冷之结于脏腑、着于筋骨、痹于经络血脉者，皆能开之、通之。而温通之中，又大具收敛之力，故治汗多亡阳（汗多有亡阳、亡阴之殊，亡阳者身凉，亡阴者身热，临证时当审辨。凉，亡阳者，宜附子与山茱萸、人参并用；热，亡阴者，宜生地与山茱萸、人参并用），肠冷泄泻，下焦阳虚阴走，精寒自遗，论者谓善补命门相火，而服之能使心脉跳动加速，是于君相二火皆能大有补益也。

种附子于地，其当年旁生者为附子，其原种之附子则成乌头矣。乌头之热力减于附子，而宣通之力较优，故《金匮》治历节风有乌头汤；治心痛彻背、背痛彻心有乌头赤石脂丸；治寒疝有乌头煎、乌头桂枝汤等方。若种后不旁生附子，惟原种之本长大，若蒜之独头无瓣者，名谓天雄，为其力不旁溢，故其温补力更大而独能称雄也。今药房中所鬻之乌附子，其片大而且圆者即是天雄，而其黑色较寻常附子稍重，盖因其力大而色亦稍变也。附子、乌头、天雄，皆反半夏。

陈修园曰："附子主寒湿，诸家俱能解到，而仲景用之，则化而不可知之谓神。且夫人之所以生者阳也，亡阳则死。亡字分二音，一无方切，音忘，逃也，即《春秋传》'出亡'之义；一微夫切，音无，无也，《论语》'亡而为有'，《孟子》'问有余，曰亡矣'之义也。误药大汗不止为亡阳，如唐之幸蜀，仲景用四逆汤、真武汤等法以迎之；吐利厥冷为亡阳，如周之守府，仲景用通脉四逆汤、姜附汤以救之。且太阳之标阳外呈而发热，附子能使之交于少阴而热已，少阴之神机病，附子能使自下而上而脉生，周身通达而厥愈。合苦甘之芍、草而补虚，合苦淡之苓、芍而温固，玄妙不能尽述。按：其立法与《本经》之说不同，岂仲景之创见欤？然《本经》谓气味辛温有大毒七字，仲景即于此悟出附子大功用。温得东方风木之气，而温之至则为热，《内经》所谓'少阴之上君火主之'是也；辛为西方燥金之味，而辛之至则反润，《内经》所谓'辛以润之'是也。凡物性之偏处则毒，偏而至于无可加处则大毒，因大毒二字，知附子之温为至极，辛为至极也。仲景用附子之温有二法，杂于苓、芍、甘草中，杂于地黄、泽泻中，如冬日可爱补虚法也，佐以姜、桂之热，佐以麻、辛之雄，如夏日可畏救阳法也。用附子之辛又有三法，桂枝附子汤、桂枝附子去桂加白术汤、甘草附子汤，辛燥以祛除风湿也；附子汤、芍药甘草附子汤，辛润以温补水脏也；若白通汤、通脉四逆汤、加人尿猪胆汁汤，则取西方秋收之气，得复元阳而有大封大固之妙矣。"

邹润安曰："乌头老阴之生育已竟者也；天雄孤阳之不能生育者也；附子即乌头、天雄之种，含阴苞阳者也。老阴生育已竟者，其中空以气为用；孤阳不能生育者，其中实以精为用。气主发散，精主敛藏。发散者能外达腠理，故上中风恶风，洗洗出汗，咳逆上气；敛藏者能内入筋骨，故主历节疼痛，拘挛缓急，筋骨不强，身重不能行步。而味辛性锐，两物略同，故除风寒湿痹，破积聚邪气之功亦同。附子则兼备二气，内充实，外强健，且其物不假系属，以气相贯而生，故上则风寒咳逆上气，中则癥坚积聚血瘕，下则寒湿痿躄拘挛膝痛不能行步，无一不可到，无一不能治，惟其中畜二物之精，斯能兼擅二物之长，其用较二物为广矣。凡物之性阳者上浮，而附子独能使火就下者其义何居？盖譬之热烛两条，使上下参相直，先熄下烛之火，则必有浓烟一缕自烛心直冲，而比抵上烛，则上烛分火随烟倏下，下烛复烧，附子味辛烈而气雄健，又偏以气为用，确与火后浓烟略无殊异，能引火下归，固其宜矣。惟恐在下膏泽已竭，火无所钟。反能引在上之火升腾飞越耳。故夫膏饶则火聚，火聚则蒸腾变化莫不由是而始矣。"

【验案】

一少妇上焦满闷烦躁，不能饮食，绕脐板硬，月信两月未见。其脉左右皆弦细。仲景谓双弦者寒，偏弦者饮，脉象如此，其为上有寒饮、下有寒积无疑。其烦躁者腹中寒气充溢，迫其元阳浮越也。投以理饮汤（干姜五钱，白术四钱，桂枝尖、生杭白芍、茯苓片、炙甘草各二钱，陈皮、厚朴各钱半）去桂枝加附子三钱，方中芍药改用五钱，一剂满闷烦躁皆见愈。又服一剂能进饮食，且觉腹中凉甚，遂去芍药将附子改用五钱，后来又将干姜减半，附子加至八钱，服逾十剂，大便日行四五次，所下者多白色冷积，汤药仍日进一剂，如此五日，冷积泻尽，大便自止。再诊其脉，见有滑象，尺部较甚，疑其有妊，俾停药勿服，后至期果生子。夫附子原有损胎之说，此证服附子如此之多，而胎固安然无恙，诚所谓"有故无殒，亦无殒也"。

【现代药理新解】

附子中含乌头碱、次乌头碱、塔拉胺、川乌碱甲、川乌碱乙及消旋去甲基乌药碱、棍掌碱等。乌头及附子煎剂有明显的强心作用，熟附片强心作用较强，煎煮愈久，强心作用愈显著，毒性愈低，其强心作用与所含消旋去甲基乌药碱有密切关系；对甲醛性和蛋清性关节肿有明显的消炎作用；所含次乌头碱与乌头原碱有镇痛和镇静作用；有抗心肌缺血缺氧的作用；对垂体－肾上腺皮质系统有兴奋作用；有促进血凝的作用。所含乌头碱有毒，中毒时可见心率变慢、传导阻滞、室性期前收缩或室性心动过速、室性纤维颤动，严重时出现抽搐、昏迷甚至死亡。

乌头含多种生物碱，主要是乌头碱，乌头有镇痛、镇静、局部麻醉等作用。对动物实验性关节炎有消炎作用。乌头煎剂或总碱能引起麻醉猫的冠状动脉血流量增加，小剂量乌头碱使心跳减慢，大剂量则引起心律不齐，甚至心室颤动。

天雄的药理作用、用法用量及不良反应参见附子、乌头。

【临床新用】

（一）附子

1.休克：以附子为主组成的回阳救逆方——四逆汤、参附汤，治疗各种休克有肯定的疗效，可使血压恢复正常，明显改善末梢循环。

2.缓慢型心律失常：附子注射液或以附子为主的复方可治疗各种缓慢型心律失常，如病态窦房结综合征、窦性心动过缓、窦房传导阻滞、房室传导阻滞等。

3.风湿性关节炎、关节痛、腰腿痛、神经痛：因附子有抗炎、止痛、抗寒冷作用，用附子或其复方治疗有一定疗效。

4.偏头痛：用附子治疗有较好的疗效。

（二）乌头

乌头可用于治疗肌肉、关节、神经痛，寒疝疼痛，胃腹疼痛，偏头痛，癌痛，坐骨神经痛，牙痛，并用于麻醉止痛等。

【注意事项】

附子：为毒性较大的中药，其毒性主要由乌头碱类生物碱引起。人口服乌头碱 0.2mg 即可导致中毒，乌头碱的致死量为 3～4mg。常见的中毒症状主要以神经系统、循环系统和消化系统的表现为主，常见恶心，呕吐，腹痛，腹泻，头昏眼花，口舌、四肢及全身发麻，畏寒，严重者出现瞳孔散大、视觉模糊、呼吸困难、手足抽搐、躁动、大小便失禁、体温及血压下降等。乌头碱对心脏毒性较大，心电图表现为一过性心率减慢，房性、室性期前收缩和心动过速，以及非阵发性室性心动过速和心室颤动等。附子经过炮制，乌头碱类生物碱含量大大降低，毒性也明显降低。故临床应用附子时应先炮制后使用，并控制用量。附子经合理配伍，也可明显降低毒性和不良反应。

乌头：孕妇忌用。心、肝、肾功能异常者慎用。不宜与半夏、瓜蒌、贝母、白及、白蔹配伍。

肉桂解

【张锡纯解】

肉桂味辛而甘，气香而窜，性大热纯阳。为其为树身近下之皮，故性能下达，暖丹田、壮元阳、补相火。其色紫赤，又善补助君火，温通血脉，治周身血脉因寒而痹，故治关节腰肢疼痛及疮家白疽。木得桂则枯，且又味辛属金，故善平肝木，治肝气横恣多怒。若肝有热者，可以龙胆草、芍药诸药佐之。《本经》谓其为诸药之先聘通使，盖因其香窜之气内而脏腑筋骨，外而经络腠理，倏忽之间莫不周遍，故诸药不能透达之处，有肉桂引之，则莫不透达也。又肉桂气味俱厚，最忌久煎。

按：附子、肉桂，皆气味辛热，能补助元阳，然至元阳将绝，或浮越脱陷之时，则宜用附子而不宜用肉桂。诚以附子但味厚，肉桂则气味俱厚，补益之中实兼有走散之力，非救危扶颠之大药，观仲景《伤寒论》少阴诸方，用附子而不用肉桂可知也。

【验案】

奉天警务处长王连波夫人，年三十许，咳嗽痰中带血，剧时更大口吐血，常觉心中发热，其脉一分钟九十至，按之不实，投以滋阴宁嗽降火之药不效。因思此证若用药专止其嗽，嗽愈其吐血亦当愈。遂用川贝两许，煎取清汤四茶杯，调入生山药细末一两，煮作稀粥，俾于一日之间连进二剂，其嗽顿止，血遂不吐。数日后，证又反复，自言夜间睡时常作恼怒之梦，怒极或梦中哭泣，醒后必然吐血。据所云云，其肝气必然郁遏，遂改用舒肝泻肝之品，而以养肝镇肝之药辅之，数剂病稍轻减，而犹间作恼怒之梦，梦后仍复吐血。再四踌躇，恍悟平肝之药以肉桂为最要，因肝属木，木得桂则枯也，而单用之则失于热；降胃止血之药以大黄为最要，胃气不上逆，血即不逆行也，而单用之又失于寒。若二药并用，则寒热相济，性归和平，降胃平肝，兼顾无遗。况俗传原有用此二药为散治吐衄者，用于此证，当有捷效，若再以重坠之药辅之，则力专下行，其效当更捷也。遂用大黄、肉桂细末各一钱和匀，更用生代赭石细末六钱，煎汤送下，吐血顿愈，恼怒之梦亦无矣，即此观之，肉桂真善于平肝哉。

济南金姓，寓奉天大西关月窗胡同，得吐血证甚剧，屡次服药无效。其人正当壮年，身体亦强壮，脉象有力，遂用大黄末二钱，肉桂末一钱，又将代赭石细末六钱，和于大黄、肉桂末中，分三次用开水送服，病顿愈。后其方名秘红丹。

【现代药理新解】

肉桂含挥发油，称桂皮油或肉桂油。油中主要成分为桂皮醛、乙酸桂皮酯、乙酸苯丙酯等。此外，尚含黏液质、鞣质等。本品有扩张血管、促进血循环、增加冠脉及脑血流量、使血管阻力下降等作用。在体外，其甲醇提取物及桂皮醛有抗血小板凝集、抗凝血酶作用。桂皮油、桂皮醛、肉桂酸钠具有镇静、镇痛、解热、抗惊厥等作用。桂皮油对胃黏膜有缓和的刺激作用，并通过刺激嗅觉反射性地促进胃机能，能促进肠运动，使消化道分泌增加，增强消化机能，排除消化道积气，缓解胃肠痉挛性疼痛。桂皮油可引起子宫充血。桂皮油对革兰阳性及阴性菌有抑制作用。桂皮的乙醚、醇及水浸出液对多种致病性真菌有一定的抑制作用。

【临床新用】

1 支气管哮喘、慢性支气管炎：肉桂粉的乙醇提取物和2%普鲁卡因混匀，注入双侧肺俞穴，治疗哮喘有一定疗效。单味肉桂粉或以肉桂为主的复方可用于慢性支气管炎的治疗。

2. 腰痛：肉桂粉内服，每次5g，1日2次，治疗肾阳虚腰痛（包括风湿性及类风湿性脊椎炎、腰肌劳损等），效果良好。

3. 面神经麻痹：采用肉桂粉外敷穴位，治疗面神经麻痹患者有较好疗效。

4. 银屑病、荨麻疹：用肉桂苯哌嗪（桂利嗪）治疗银屑病、荨麻疹有效。

5. 小儿流涎：用醋调肉桂粉，每晚敷贴双侧涌泉穴有较好疗效。

知母解

【张锡纯解】

知母味苦，性寒，液浓而滑，其色在黄白之间。故能入胃以清外感之热，伍以石膏可名白虎；入肺以润肺金之燥，而肺为肾之上源，伍以黄柏兼能滋肾（二药少加肉桂为向导，名滋肾丸），治阴虚不能化阳，小便不利；为其寒而多液，故能壮水以制火，治骨蒸劳热，目病胬肉遮掩白睛；为其液寒而滑，有流通之性，故能消疮疡热毒肿疼。《本经》谓主消渴者，以其滋阴壮水而渴自止也；谓其主肢体浮肿者，以其寒滑能通利水道而肿自消也；谓其益气者，以其能除食气之壮火而气自得其益也。

知母原不甚寒，亦不甚苦，尝以之与黄芪等分并用，即分毫不觉凉热，其性非大寒可知。又以知母一两加甘草二钱煮饮之，即甘胜于苦，其味非大苦可知。寒苦皆非甚大，而又多液是以能滋阴也。有谓知母但能退热，不能滋阴者，犹浅之乎视知母也。是以愚治热实脉数之证，必用知母，若用黄芪补气之方，恐其有热不受者，亦恒辅以知母，惟有液滑能通大便，其人大便不实者忌之。

知母为煎之易沸之药，若至五六钱，微火煎之亦沸，若至一两几不能煎。

【现代药理新解】

本品根茎含多种甾体皂苷，并含多量的黏液质。动物实验证明，知母有明显的解热、祛痰、利尿、降血糖作用；煎剂对痢疾杆菌、肺炎双球菌等多种致病菌均有不同程度的抑制作用。

【临床新用】

1.急性传染病、感染性疾病：用知母配伍石膏（白虎汤）等治疗流行性出血热、肺炎、流行性脑膜炎、乙型脑炎、钩端螺旋体病等有一定疗效。

2. 糖尿病：常与天花粉、麦冬等配伍。

3. 肺结核潮热或肺热咳嗽：可单用知母或用其复方。

4. 前列腺增生：可与黄柏配伍应用。

天冬解

【张锡纯解】

天冬味甘微辛，性凉，津液浓厚滑润，其色黄兼白。能入肺以清燥热，故善利痰宁嗽，入胃以消实热，故善生津止渴。津浓液滑之性，能通利二便，流通血脉，畅达经络，虽为滋阴之品，实兼能补益气分。

《本经》谓"天冬主暴风湿偏痹，强骨髓"二语，经后世注解，其理终未透彻。愚尝嚼服天门冬毫无渣滓，尽化津液，且觉兼有人参气味，盖其津浓液滑之中，原含有生生之气，犹人之积精以化气也。其气挟其浓滑之津液以流行于周身，而痹之偏于半身者可除，周身之骨得其濡养而骨髓可健。且入药者为天冬之根，乃天冬之在内者也；其外生之蔓多有逆刺，若无逆刺者，其皮又必涩而戟手，天冬之物原外刚内柔也，而以之作药则为柔中含刚，是以痹遇其柔中之刚，则不期开而自开，骨得其柔中之刚，不惟健骨且能健髓也。至《别录》谓其"保定肺气，益气力，冷而能补"诸语，实亦有以见及此也。

湖北潜江红十字分会张港义务医院院长崔兰亭来函云：向染咳嗽，百药不效，后每服松脂一钱，凉茶送服，不但咳嗽全愈，精神比前更强。追读《医学衷中参西录》，知天冬含有人参性味、外刚内柔、汁浆浓润，遂改服天冬二钱，日两次，今已三年，觉神清气爽，气力倍增，远行不倦，皮肤发润，面上瘢痕全消。

【现代药理新解】

本品含天门冬素、黏液质、β-甾醇及5-甲氧基甲基糠醛及多种氨基酸等。有镇咳祛痰作用；对急性淋巴细胞型白血病、慢性粒细胞型白血病及急性单核细胞型白血病患者的脱氧酶有一定的作用，具抗肿瘤活性；对多种细菌有抑制作用。

【临床新用】

1. 子宫出血：功能性子宫出血及其他子宫出血，用生天冬（带皮）15～30g，水煎兑红糖服，一般1～3剂可愈。

2. 引产：用于人工流产前12小时，将天冬插入子宫颈管，能使宫颈自然扩张和松弛。用于先兆流产，能自行发动宫缩，排除宫腔内容物。

用于产期延长和早破羊水，以热水浸洗天冬，使之柔软、膨胀，截取长5～8cm，直径0.5～2cm一段，经75%乙醇浸泡30～60分钟，再涂以2%红汞液，置宫颈内3～4cm，以松弛、扩张宫颈，收缩子宫。

麦冬解

【张锡纯解】

麦冬味甘，性凉，气微香，津液浓厚，色兼黄白。能入胃以养胃液，开胃进食，更能入脾以助脾散精于肺，定喘宁嗽，即引肺气清肃下行，通调水道以归膀胱。盖因其性凉液浓气香，而升降濡润之中，兼具开通之力，故有种种诸效也，用者不宜去心。

《本经》谓:"麦冬主心腹结气,伤中伤饱,胃络脉绝,羸瘦短气。"文义深奥,解者鲜能透彻,惟邹润安诠解最妙,其言谓:"胃之为腑,多气多血,凡有变动,每患其实,不比于虚。设使胃气偏胜,所纳虽多,转输稍不循序,则气之壅结所不能免,是心腹结气伤中伤饱所由来也。至胃络脉绝,当以仲景'胃气生热,其阳则绝'为解。盖心腹既有结气,则输送之机更滞,是以中气无权,不患伤饥,每为饱困,由是胃气益盛,孤阳生热,渐致脉络不与心肺相通,则食入不得为荣,形羸气短诸羔丛生矣。麦冬质柔而韧,色兼黄白,脉络贯心,恰合胃之形象,其一本间根株累累,四旁横出,自十二至十六之多,则有似夫与他脏腑脉络贯注之义。其叶隆冬愈茂,青葱润泽,鉴之有光,则其吸土中精气,上滋梗叶,绝胜他物可知。且其味甘中带苦,又合从胃至心之妙,是以胃得之而能输精上行,自不与他脏腑相绝;肺得之而能敷布四脏,洒陈五腑,结气自尔消熔,脉络自尔联续,饮食能养肌肤,故神旺而气随之充也。"

【现代药理新解】

麦冬含多种沿阶草甾体皂苷、β-谷甾醇、氨基酸、多量葡萄糖及其葡萄糖苷等。能增强网状内皮系统吞噬能力,升高外周白细胞,提高免疫功能;能增强垂体肾上腺皮质系统作用,提高机体适应性;有抗心律失常和扩张外周血管作用;有降血糖作用;体外实验对多种细菌有抑制作用;注射麦冬液能明显提高小鼠耐缺氧能力。

【临床新用】

1. 便秘:热性病后期之肠燥便秘,以本品与玄参、生地黄配伍,以增液润燥,如增液汤。

2. 萎缩性胃炎：多与蒲公英、玉竹、山楂、石斛等配伍。

3. 治疗咯血及鼻出血。

4. 提高老人瞬时记忆力：传统所废弃不用的麦冬须根，含有多种营养物质，制成浸膏，作为强力保健饮料，可显著改善老人头晕、耳鸣、疲劳、腹胀、心悸等症状，并能提高老人瞬时记忆力和平衡能力。

黄连解

【张锡纯解】

黄连味大苦，性寒而燥。为苦为火之味，燥为火之性，故善入心以清热。心中之热清，则上焦之热皆清，故善治脑膜生炎、脑部充血、时作眩晕、目疾肿疼、胬肉遮睛（目生云翳者忌用），及半身以上赤游丹毒。其色纯黄，能入脾胃以除实热，使之进食（西人以黄连为健胃药，盖胃有热则恶心懒食，西人身体强壮且多肉食，胃有积热故宜黄连清之），更由胃及肠，治肠澼下利脓血。为其性凉而燥，故治湿热郁于心下作痞满（仲景小陷胸汤，诸泻心汤皆用之），女子阴中因湿热生炎溃烂。

徐灵胎曰："苦属火性宜热，此常理也。黄连至苦而反至寒，则得火之味与水之性，故能除水火相乱之病，水火相乱者湿热是也。是故热气目痛、眦伤、泪出、目不明，乃湿热在上者；肠澼、腹痛、下利，乃湿热在中者；妇人阴中肿痛，乃湿热在下者，悉能除之矣。凡药能去湿者必增热，能除热者必不能去湿，惟黄连能以苦燥湿，以寒除热，一举而两得焉。"

邹润安曰："《别录》谓黄连调胃厚肠，不得浑称之曰厚肠胃也（浑曰厚肠胃，此后世本草语）。"夫肠胃中皆有脂膜一道包裹其内，所以护导滓秽使下行者，若有湿热混于其间，则脂膜消熔随滓秽而下，古人谓之肠澼，后人目为刮肠痢，亦曰肠垢。胃体广大容垢纳污，虽有所留，亦未必剥及脂膜，故但和其中之所有，边际自不受伤，故曰调；肠势曲折盘旋之处，更为湿气留聚，湿阻热益生，热阻脂膜益消，去其所阻，则消烁之源绝而薄者厚矣，故曰厚。此见古人造句之精，一字不混淆也。

黄连治目之功不必皆内服也。愚治目睛胀疼者，俾用黄连淬水，乘热屡用棉花瓤蘸擦眼上，至咽中觉苦乃止，则胀疼立见轻。又治目疾红肿作疼者，将黄连细末调以芝麻油，频频闻于鼻中，亦能立见效验。

【现代药理新解】

本品含小檗碱（黄连素）、甲基黄连碱等多种生物碱。其中黄连素约占 5%～8%。黄连有很广的抗菌范围，对痢疾杆菌、伤寒杆菌、绿脓杆菌、大肠杆菌、白喉杆菌、百日咳杆菌、结核杆菌、葡萄球菌、脑膜炎双球菌、溶血性链球菌、肺炎双球菌等均有较显著的抑制作用，对钩端螺旋体、阿米巴原虫、滴虫、流感病毒及多种致病性皮肤真菌，也有抑制作用。其中，对痢疾杆菌的抑制作用最强。并能增强白细胞的吞噬能力，又有降压、利胆、解热、镇静、镇痛、抗利尿、局部麻痹等作用。此外，对血管平滑肌有松弛作用，对子宫、膀胱、胃肠道平滑肌都呈兴奋作用。小檗碱及某些衍生物有抗癌作用。

【临床新用】

1. 感染性疾病：单味黄连及小檗碱治疗细菌性痢疾，疗效肯定，为目前常用药。小檗碱口服治疗衣原体或支原体引起的尿道炎，有一定疗效。小檗碱口服治疗慢性胆囊炎，30 天一疗程，共 3 个疗程，疗效显著。双黄连粉针剂对急性扁桃体炎、肺炎均有一定疗效。

2. 糖尿病：小檗碱口服治疗 II 型糖尿病，可使血糖降低，症状消失，无毒副作用。

3. 心律失常：小檗碱口服 0.3 ～ 0.5g，治疗室性快速型心律失常效果较好。

4. 烧伤：将无菌敷料蘸黄连煎液覆盖创面，治疗 II 度烧伤，用药 12 ～ 23 日，均获痊愈。

5. 胃及十二指肠溃疡：小檗碱口服给药疗效满意。

6. 急性肾盂肾炎：用双黄连粉针剂静脉滴注有一定疗效。

【注意事项】

本品毒性小，黄连煎剂和小檗碱可引起变态反应，轻者表现为药疹、皮炎、血小板减少，重者表现为过敏性休克。消化道反应有恶心、呕吐、腹胀及腹泻。小檗碱静脉滴注可引起急性心源性脑缺血综合征，严重时死亡。长期口服小檗碱，偶见血红蛋白和血细胞减少及溶血性贫血。

黄芩解

【张锡纯解】

黄芩味苦性凉，中空象肺，最善清肺经气分之热，由脾而下通三焦，达于膀胱以利小便。色黄属土，又善入脾胃清热，由胃而下及于肠，以治肠澼下利脓血。又因其色黄而微青，青者木色，又善入肝胆清热，治少阳寒热往来（大小柴胡汤皆用之）。为其中空兼能调气，无论何脏腑，其气郁而作热者，皆能宣通之；为其中空又善清躯壳之热，凡热之伏藏于经络、散漫于腠理者，皆能消除之。治肺病、肝胆病、躯壳病，宜用枯芩（即中空之芩）；治肠胃病，宜用条芩（即嫩时中不空者，亦名子芩）。究之皆为黄芩，其功用原无甚差池也。

李濒湖曰："有人素多酒欲，病少腹绞痛不可忍，小便如淋诸药不效，偶用黄芩、木通、甘草三味，煎服遂止。"按：黄芩治少腹绞痛，《别录》原明载之，由此见古人审药之精非后人所能及也。然必因热气所迫致少腹绞痛者始可用，非可概以之治腹痛也。又须知太阴腹痛无热证，必少阳腹痛始有热证，《别录》明标之曰"少腹绞痛"，是尤其立言精细处。

濒湖又曰："余年二十时，因感冒咳嗽既久，且犯戒，遂病骨蒸发热，肤如火燎，每日吐痰碗许，暑月烦渴，寝食俱废，六脉浮洪，遍服柴胡、麦冬、荆沥诸药，月余益剧，皆以为必死矣。先君偶思李东垣治肺热如火燎，烦躁引饮而昼盛者，气分热也，宜一味黄芩汤，以泻肺经气分之火。遂按方用片芩一两，水二盅煎一盅，顿服，次日身热尽退，而痰嗽皆愈，药中肯綮，如鼓应桴，医中之妙有如此哉。"观濒湖二段云云，其善清气分之热，可为黄芩独具之良能矣。

【现代药理新解】

本品含黄芩苷元、黄芩苷、汉黄芩素、汉黄芩苷、黄芩新素、苯甲酸、β-谷甾醇等。黄芩煎剂在体外有较广的抗菌谱，对伤寒杆菌、痢疾杆菌、绿脓杆菌、百日咳杆菌、葡萄球菌、链球菌、肺炎双球菌等均有抑制作用。对流感病毒、钩端螺旋体及多种致病真菌亦有抑制作用。此外，还有解热、降压、利尿、镇静、利胆、保肝、降低毛细血管通透性，以及抑制肠管蠕动等功能。黄芩苷、黄芩苷元对豚鼠离体气管过敏性收缩及整体动物过敏性气喘，均有缓解作用，与麻黄碱有协同作用。

【临床新用】

1. 小儿肺炎：黄芩与银花藤制成冲剂有效。

2. 急性菌痢：黄芩、黄连、黄柏等研末，口服有效。

3. 病毒性肝炎：用黄芩苷注射液4mL（相当生药200g）肌内注射，或6mL加入10%葡萄糖250mL中静脉点滴，15日为一疗程，共2～3个疗程，疗效显著。

4. 预防猩红热：单味黄芩煎剂（生药9g）口服，有较好的预防作用。

5. 其他感染：急性胰腺炎患者，用清胰汤（黄芩、厚朴、枳壳等）口服或鼻饲，均有明显效果；急性胆囊炎，黄芩苷静脉注射加口服有效。

白茅根解

【张锡纯解】

白茅根味甘，性凉，中空有节，最善透发脏腑郁热，托痘疹之毒外出。其根中空，通体玲珑，故善利小便淋涩作疼，因热小便短少，腹胀身肿。为其色白中空，故能入肺清热以宁嗽定喘；为其味甘，且鲜者嚼之多液，故能入胃滋阴以生津止渴，并治肺胃有热，咳血、吐血、衄血、小便下血，然必用鲜者其效方著。春前秋后剖用之味甘，至生苗盛茂时，味即不甘，用之亦有效验，远胜干者。

或问：茅根能清热利小便，人所共知，至谓兼理气分之郁，诸家本草皆未言及，子亦曾单用之，而有确实之征验乎？答曰：此等实验已不胜记。曾治一室女，心中常常发热，屡次服药无效。后愚为诊视，六脉皆沉细。诊脉之际，闻其太息数次，知其气分不舒也。问其心中胁下，恒隐隐作疼。遂俾剖取鲜茅根，切细半斤，煎数沸当茶饮之。两日后复诊，其脉已还浮分，重诊有力，不复闻其太息。问其胁下，已不觉疼，惟心中仍觉发热耳。再饮数日，其心中发热亦愈。又尝治少年，得肺鼠疫病（鼠疫分肺鼠疫、腺鼠疫、败血鼠疫）。其咽喉唇舌异常干燥，精神昏昏似睡，周身肌肤不热，脉象沉微。问其心中，时常烦闷。此鼠疫之邪，闭塞其少阴，致肾气不能上达也。问其大便，四日未行。遂投以大剂白虎加人参汤。先用茅根数两煎汤，以之代水煎药，取汁三盅，分三次饮下。其脉顿起，变作洪滑之象，精神已复，周身皆热，诸病亦皆见愈。俾仍按原方将药煎出，每饮一次，调入生鸡子黄一枚，其病遂全愈。盖茅根生于水边，原兼禀寒水之气，且其出地之时，作尖锐之锥形，故能直入少阴，助肾气上达，与心相济，则心即跳动有力，是以其脉遂洪滑外现也。再加生鸡子黄，以滋少阴之液，俾其随气上升，以解上焦之因燥生热，因热生烦，是以诸病皆愈也。此二案皆足证茅根理气之效也。

茅针即茅芽初发，犹未出土，形如巨针者，其性与茅根同，而稍有破血之力。凡疮溃脓未破者，将茅针煮服，其疮即破。

【验案】

一人年近五旬，受温疹之毒传染，痧疹遍身，表里壮热，心中烦躁不安，证实脉虚，六部不起，屡服清解之药无效，其清解之药稍重，大便即溏。俾用鲜茅根六两，如法煮汤一大碗顿服之，病愈强半，又服一次全愈。

一西医得温病，头疼壮热，心中烦躁，自服西药别腊蜜童（pylamidonum）、安知歇貌林（antife brinum）诸退热之品，服后热见退，旋又反复。其脉似有力，惟在浮分、中分，俾用鲜茅根四两，滑石一两，煎三四沸，取汤服之，周身得微汗，一剂而诸病皆愈。

一妇人年近四旬，因阴虚发热，渐觉小便不利，积成水肿，服一切通利小便之药皆无效。其脉数近六至，重按似有力，问其心中常觉烦躁，知其阴虚作热，又兼有实热，以致小便不利而成水肿也。俾用鲜茅根半斤，如法煎汤两大碗，以之当茶徐徐温饮之，使药力昼夜相继，连服五日，热退便利，肿遂尽消。

【现代药理新解】

本品含白茅素、芦竹素、5-羟色胺、钾、钙等。煎剂有利尿作用，并有促凝血作用。煎液对宋内痢疾杆菌、弗氏痢疾杆菌有轻度抑制作用，并有解热作用。

【临床新用】

1.病毒性肝炎：白茅根60g，虎杖、大黄各30g，苦参15g，茵陈60g，黄芩、郁金、牡丹皮各10g，随证加减，水煎服，每日1剂。

2.泌尿系感染：对有血尿者，可单用本品240g，或与仙鹤草、蒲黄、小蓟同用；亦可与车前草、木通、金钱草等配伍。

3.肾小球肾炎：白茅根50g，益母草、泽泻、半枝莲各25g，车前子、猪苓各20g，大腹皮15g，水煎服。

4.钩端螺旋体病：以白茅根为主药，治疗钩端螺旋体感染有效。

苇茎、芦根解

【张锡纯解】

苇与芦原系一物，其生于水边干地，小者为芦，生于水深之处，大者为苇。芦因生于干地，其色暗绿近黑，故字从卢（卢即黑色）；苇因生于水中，其形长大有伟然之意，故字从韦。千金苇茎汤，薏苡仁、瓜瓣（即甜瓜瓤）各半升，桃仁五十枚，苇茎切二升，水二斗煮取五升，去渣纳前药三味，煮取二升，服一升，当有所见，吐脓血。释者谓苇用茎不用根者，以肺原在上，取本乎天者亲上也，而愚则以为不然。尝读《易·系辞》震为萑苇，震之卦体一阳居于二阴之下，即萑苇之根居于水底之象。为其禀水中之真阳，是以其性凉而善升，患大头瘟者，愚常用之为引经要药（无苇根者可以代荷叶，义皆取其象震），是其上升之力可至脑部而况于肺乎？且其性凉能清肺热，中空能理肺气，而又味甘多液，更善滋阴养肺，则用根实胜于用茎明矣。今药房所鬻者名为芦根，实即苇根也。其善发痘疹者，以其得震卦振发之性也；其善利小便者，以其体中空且生水中自能行水也；其善止吐血、衄血者，以其性凉能治血热妄行，且血亦水属（血中明水居多），其性能引水下行，自善引血下行也。其性颇近茅根，凡当用茅根而无鲜者，皆可以鲜芦根代之也。

【现代药理新解】

苇茎（也称芦茎）含纤维素、戊聚糖、木质素、灰分、水分等。本品体外实验对 β-溶血链球菌有抗菌作用。据药理分析，本品能溶解胆结石，可治黄疸。为鱼、蟹、河豚中毒的解毒剂。

芦根含薏苡素、天门冬酰胺等。体外实验对 β-溶血链球菌有抑制作用。

【临床新用】

（一）苇茎

可用于治疗肺脓肿、大叶性肺炎、支气管感染、胸膜炎胸腔积液、百日咳、阑尾炎、鼻窦炎、角膜炎等。

（二）芦根

1.肺脓肿及脓胸：干芦根 300g，文火煎 2 次，取汁 600mL，分3 次服，每日 1 剂，疗程 1～3 个月。

2.小儿急性气管炎：鲜芦根 30g，冬瓜仁、薏苡仁各 12g，桃仁、杏仁、苏子、莱菔子、玉蝴蝶各 6g，胆星 3g，每日 1 剂，煎取100mL，分 3～4 次服。

鲜小蓟根解

【张锡纯解】

鲜小蓟根味微辛，气微腥，性凉而润。为其气腥与血同臭，且又性凉濡润，故善入血分，最清血分之热，凡咳血、吐血、衄血、二便下血之因热者，服者莫不立愈。又善治肺病结核，无论何期用之皆宜，即单用亦可奏效，并治一切疮疡肿疼、花柳毒淋、下血涩疼。盖其性不但能凉血止血，兼能活血解毒，是以有以上种种诸效也。其凉润之性，又善滋阴养血，治血虚发热，至女子血崩赤带，其因热者用之亦效。

按：小蓟各处皆有，俗名刺尔菜（小蓟原名刺蓟），又名青青菜，山东俗名萋萋菜，奉天俗名枪刀菜，因其多刺如枪刀也。其根与茎叶皆可用，而根之性尤良。剖取鲜者捣烂，取其自然汁冲开水服之，若以入煎剂不可久煎，宜保存其新鲜之性，约煎四五沸即取汤饮之。又其茎中生虫即结成疙瘩，状如小枣，其凉血之力尤胜，若取其鲜者十余枚捣烂，开水冲服，以治吐血、衄血之因热者尤效。

【验案】

一少年素染花柳毒，服药治愈，惟频频咳嗽，服一切理嗽药皆不效。经西医验其血，谓仍有毒，其毒侵肺，是以作嗽。询方于愚，俾用鲜小蓟根两许，煮汤服之，服过两旬，其嗽遂愈。

一少年每年吐血，反复三四次，数年不愈。诊其脉，血热火盛，俾日用鲜小蓟根二两，煮汤数盅，当茶饮之，连饮二十余日，其病从此除根。

【现代药理新解】

本品含生物碱、皂苷、刺槐素、7-鼠李葡萄糖苷、芦丁、原儿茶酸、咖啡酸及氯化钾等。小量可使出血时间明显缩短，止血成分为绿原酸和咖啡酸；能降低血胆固醇并有利胆作用；对溶血性链球菌、肺炎双球菌、白喉杆菌及结核杆菌等，均有一定的抑制作用。

【临床新用】

1. 功能性子宫出血：鲜小蓟根 60g，水煎浓汁，每日分 2 次服。

2. 传染性肝炎：鲜小蓟根 100g，水煎 0.5～1 小时，过滤加糖，睡前顿服。20～30 天为一疗程。治疗 221 例无黄疸型和黄疸型传染性肝炎而无严重肝功能不良及恶性肝炎之征象者。治疗后头晕、疲倦、失眠、腹胀等症都有好转；肝区疼痛多数减轻；肝肿有明显缩小；肝功能也有不同程度的好转趋势，尤其黄疸指数、胆红素、转氨酶的改善较为明显。

麦芽解

【张锡纯解】

麦芽性平，味微酸（含有稀盐酸，是以善消），能入脾胃，消化一切饮食积聚。为补助脾胃药之辅佐品（补脾胃以参、术、芪为主，而以此辅之），若与参、术、芪并用，能运化其补益之力，不致作胀满。为其性善消化，兼能通利二便，虽为脾胃之药，而实善舒肝气（舒肝宜生用，炒用之则无效）。盖肝于时为春，于五行为木，原为人身气化之萌芽（气化之本在肾，气化之上达由肝，故肝为气化之萌芽），麦芽与肝为同气相求，故善舒之。夫肝主疏泄为肾行气，为其力能舒肝，善助肝木疏泄以行肾气，故又善于催生。至妇人之乳汁为血所化，因其善于消化，微兼破血之性，故又善回乳（无子吃乳欲回乳者，用大麦芽二两炒为末，每服五钱白汤下）。入丸散剂可炒用，入汤剂皆宜生用。

【验案】

一妇人年三十余，气分素弱，一日忽觉有气结上脘，不能上达亦不下降，俾单用生麦芽一两，煎汤饮之，顿觉气息通顺。

一妇人年近四旬，胁下常常作疼，饮食入胃常停滞不下行，服药数年不愈，此肝不升、胃不降也。为疏方用生麦芽四钱以升肝，生鸡内金二钱以降胃，又加生怀山药一两以培养脏腑之气化，防其因升之降之而有所伤损，连服十余剂，病遂全愈。

【现代药理新解】

本品含淀粉酶、转化糖酶、蛋白质分解酶、维生素 B、麦芽糖、葡萄糖、磷脂及微量大麦芽碱等。本品所含消化酶及维生素 B 有助消化作用。麦芽煎剂对胃酸与胃蛋白酶的分泌有促进作用。所含淀粉酶不耐高温，煎剂消化淀粉的效力仅相当于粉剂的三分之一；炒黄后效价约丧失一半。生麦芽中所含麦角类化合物有抑制催乳素分泌的作用。麦芽浸膏口服有降低血糖的作用。

【临床新用】

1. 乳腺增生：麦芽 30 ~ 60g，山楂、夏枯草各 20g，鸡血藤、生牡蛎、鳖甲、赤芍、丹参各 15g，陈皮、通草各 10g。水煎服，每日 1 剂。药渣敷患处。

2. 高胆固醇血症：麦芽、山楂 30g，水煎服，每日 1 剂，连用 20 天为一疗程。

3. 急性肝炎：对于肝区疼痛、厌食者，可研末制成糖浆服。

4. 手足癣、股癣及花斑癣：取生麦芽 40g 加入 75％乙醇 100mL，室温下浸泡 1 周。用时涂患处，每日 2 次，连用 4 周。

茵陈蒿解

【张锡纯解】

茵陈蒿者，至冬霜雪满地，萌芽无恙，甫经立春即勃然生长，宜于正月中旬采之。其气微香，其味微辛微苦，秉少阳最初之气，是以凉而能散。《本经》谓其善治黄疸，仲景治疸证亦多用之。为其禀少阳初生之气，原与少阳同气相求，是以善清肝胆之热，兼理肝胆之郁，热消郁开，胆汁入小肠之路毫无阻隔也。《别录》谓其利小便、除头热，亦清肝胆之功效也。其性颇近柴胡，实较柴胡之力柔和，凡欲提出少阳之邪，而其人身弱阴虚不任柴胡之升散者，皆可以茵陈蒿代之。

【验案】

一人，因境多拂逆，常动肝气、肝火，致脑部充血作疼。治以镇肝、凉肝之药，服后周身大热，汗出如洗，恍悟肝为将军之官，中寄相火，用药强制之，是激动其所寄之相火而起反动力也。即原方为加茵陈蒿二钱，服后即安然矣。

一少年常患头疼，诊其脉肝胆火盛，治以茵陈蒿、川芎、菊花各二钱，一剂疼即止。又即原方为加龙胆草二钱，服两剂觉头部轻爽异常，又减去川芎，连服四剂，病遂除根。

【现代药理新解】

茵陈蒿含挥发油，油中主要成分为 β-蒎烯、茵陈羟、茵陈酮及叶酸。茵陈蒿有显著利胆作用，在增加胆汁分泌的同时，也增加胆汁中固体物、胆酸和胆红素的排泄量。并能解热和降压。其煎剂对人型结核菌有完全抑制作用。乙醇提取物对流感病毒有抑制作用。水煎剂对 $ECHO_{11}$ 病毒有抑制作用。

【临床新用】

1.高胆固醇血症：用茵陈蒿每日 15g 代茶饮用，1 个月为一疗程，治疗高胆固醇血症有较好疗效。

2.胆道蛔虫症：用茵陈蒿水煎剂 30～60g，顿服，治疗胆道蛔虫症疗效较好。

3.胆石症：用茵陈蒿、大黄、金钱草等制成乳膏剂，贴敷胆石症患者腹部胆囊区治疗胆石症，疗效较好。

4.病毒性肝炎：茵陈蒿为防治肝炎的常用药物之一，单用有效，用茵陈蒿汤加减，疗效更好。

【注意事项】

长期大剂量服用，少数病人出现头晕、恶心及上腹饱胀、灼热等，可逐渐自行消失。个别人出现腹泻及短暂心慌。

莱菔子解

【张锡纯解】

莱菔子生用味微辛、性平，炒用气香性温。其力能升能降，生用则升多于降。炒用则降多于升，取其升气化痰宜用生者，取其降气消食宜用炒者。究之无论或生或炒，皆能顺气开郁、消胀除满，此乃化气之品，非破气之品，而医者多谓其能破气，不宜多服、久服，殊非确当之论。盖凡理气之药，单服久服，未有不伤气者，而莱菔子炒熟为末，每饭后移时服钱许，藉以消食顺气，转不伤气，因其能多进饮食，气分自得其养也。若用以除满开郁，而以参、芪、术诸药佐之，虽多服、久服，亦何至伤气分乎。

【验案】

一人年五旬，当极忿怒之余，腹中连胁下突然胀起，服诸理气、开气之药皆不效。俾用生莱菔子一两，柴胡、川芎、生麦芽各三钱，煎汤两盅，分三次温服下，尽剂而愈。

一人年二十五六，素多痰饮，受外感，三四日间觉痰涎凝结于上脘，阻隔饮食不能下行，须臾仍复吐出。俾用莱菔子一两，生熟各半，捣碎煮汤一大盅，送服生代赭石细末三钱，迟点半钟，再将其渣重煎汤一大盅，仍送服生代赭石细末三钱，其上脘顿觉开通，可进饮食，又为开辛凉清解之剂，连服两剂全愈。

【现代药理新解】

本品含少量挥发油，并含芥子碱、芥子碱硫酸氢盐、莱菔子素及生物碱、黄酮等。本品生用或炒用均能增强兔离体回肠的节律性收缩作用、抑制小白鼠的胃排空作用、提高豚鼠胃幽门部环行肌紧张性和降低胃底纵行肌紧张性，炒用作用大于生用。炒莱菔子能明显对抗肾上腺素对兔离体回肠节律性收缩的抑制。本品水提物及所含芥子碱硫酸氢盐有显著的降压作用，其醇总提取物也有降压作用。本品水提取物对葡萄球菌及大肠、痢疾、伤寒等杆菌有一定的抑制作用。水浸剂对多种致病性皮肤真菌有抑制作用。其水提物有一定的抗炎作用。

【临床新用】

1.高脂血症：用莱菔子、白芥子、决明子各30g，每日1剂，水煎，早晚2次服，1个月为一疗程。

2.湿疹：莱菔子60g，于锅内炒10分钟，取出研末装瓶备用，若皮损渗出液较多或伴感染者，以干粉撒于皮损处，待渗液和脓水干燥后，改用麻油调药粉成糊状外搽，1日多次。

3.骨质增生：莱菔子9g，熟地黄45g，肉苁蓉、鹿衔草各15g，骨碎补30g，淫羊藿15g，鸡血藤30g，水煎服，或制成蜜丸服。

枸杞子解

【张锡纯解】

枸杞子味甘多液，性微凉，为滋补肝肾最良之药，故其性善明目，退虚热，壮筋骨，除腰疼，久久服之，延年益寿，此皆滋补肝肾之功也。乃因古有隔家千里，勿食枸杞之谚，遂疑其能助阳道，性或偏于温热。而愚则谓其性决不热，且确有退热之功效，此从细心体验而得，原非凭空拟议也。

愚自五旬后，脏腑间阳分偏盛，每夜眠时，无论冬夏床头置凉水一壶，每醒一次，觉心中发热，即饮凉水数口，至明则壶中水已所余无几。惟临睡时，嚼服枸杞子一两，凉水即可少饮一半，且晨起后觉心中格外镇静，精神格外充足。即此以论枸杞，则枸杞为滋补良药，性未必凉而确有退热之功效，不可断言乎？

或问：枸杞为善滋阴故能退虚热，今先生因睡醒而觉热，则此热果虚热乎？抑实热乎？答曰：余生平胖壮，阴分不亏，此非虚热明矣。然白昼不觉热，即夜间彻夜不睡，亦不觉热，惟睡初醒时觉心中发热，是热长于睡中也，其不同于泛泛之实热又明矣。此乃因睡时心肾自然交感而生热，乃先天元阳壮旺之现象，惟枸杞能补益元阴，与先天元阳相济，是以有此功效，此所以久久服之，而能延年益寿也。若谓其仅能退虚热，犹浅之乎视枸杞矣。且其树寿逾松柏，万年不老，无论生于何地，其根皆能直达黄泉，莫不盛茂，从未见有自枯萎者，人服枸杞而寿，或亦因斯欤。

附金髓煎：枸杞子，逐日择红熟者，以无灰酒浸之，蜡纸封固，勿令泄气，两月足，取入砂盆中，研烂滤取汁，同原浸之酒入银锅内，慢火熬之，不住箸搅，恐黏住不匀，候成饧，净瓶密贮。每早温酒服二大匙，夜卧再服，百日身轻气壮，积年不辍，可以羽化。

【现代药理新解】

本品含甜菜碱、多糖、粗脂肪、粗蛋白、硫胺素、核黄素、胡萝卜素、抗坏血酸、烟酸及钙、磷、铁、锌等元素。具有升高外周白细胞、增强网状内皮系统吞噬能力，有增强细胞与体液免疫的作用；对造血功能有促进作用；还能抗氧化、抗突变、抗肿瘤、保肝及降血糖等。

【临床新用】

1. 慢性肝胆疾病：治疗慢性迁延性肝炎转氨酶长期升高，重用本品 30 ～ 60g，水煎服。治疗肝硬化、慢性肝炎、中毒性或代谢性肝病，以及胆道疾患所致的肝功能障碍，可用枸橼酸甜菜。

2. 慢性萎缩性胃炎及胃溃疡：本品烘干打碎，每日 20g，分 2 次空腹时嚼服，2 个月为一疗程。

3. 眼底疾患：治疗视神经炎、中心性视网膜炎等，单用枸杞子有一定疗效。复方中常与菊花、熟地黄、山茱萸、山药、牡丹皮、泽泻、茯苓配伍。

4. 肥胖症及虚胖：用本品 30g，当茶冲服，每日 1 剂。

5. 糖尿病：可与黄芪、生地黄、麦冬、山药同用。

6. 精子稀少、活力低下及性功能障碍：用枸杞子 30g，水煎或泡服，每日 1 剂。也可配伍淫羊藿、菟丝子、覆盆子等。

地骨皮解

【张锡纯解】

地骨皮即枸杞根上之皮也。其根下行直达黄泉，禀地之阴气最厚，是以性凉长于退热。为其力优于下行有收敛之力，是以治有汗骨蒸，能止吐血、衄血，更能下清肾热，通利二便，并治二便因热下血。且其收敛下行之力，能使上焦浮游之热因之清肃，而肺为热伤作嗽者，服之可愈。是以诸家本草，多谓其能治嗽也。惟肺有风邪作嗽者忌用，以其性能敛也。

【现代药理新解】

本品含甜菜碱、β-谷甾醇及亚油酸。此外，还含桂皮酸、多种酚类物质等。地骨皮水、醇提取物，对发热家兔有解热作用；本品煎剂有降血压、降血糖等作用；并有降血清胆固醇及兴奋子宫作用；对伤寒杆菌、甲型副伤寒杆菌、福氏痢疾杆菌有较强抑制作用。

【临床新用】

1.高血压病：每日用鲜枸杞根皮或全根2两（干品1两），水煎两次分服，连服30天为一疗程。观察Ⅰ～Ⅲ期患者36例，显效20例，有效5例，无效11例。其中Ⅰ期3例全部有效；Ⅲ期患者疗效最差，有效率为62%。

2.扁平疣、趾疣：地骨皮制成10%注射液，每次2～3mL，加自血2mL，肌肉注射，每周2次，10次为一疗程。如未痊愈，亦可继续一疗程。

3.牙髓炎疼痛：取地骨皮1两加水500mL，煎至50mL，过滤后以小棉球蘸药液填入已清洁之窝洞内即可。经治11例，均有明显止痛效果。有的用药后1分钟即止痛。

海螵蛸、茜草解

【张锡纯解】

《内经》有四乌贼骨一芦茹丸，治伤肝之病，时时前后血。方用乌贼骨四、芦茹一，丸以雀卵，如小豆大，每服五丸，鲍鱼汤送下。

按： 乌贼骨即海螵蛸，芦茹即茜草，详阅诸家本草，载此二药之主治，皆谓其能治崩带，是与《内经》用二药之义相合也。又皆谓其能消癥瘕,是又与《内经》用二药之义相反也。本草所载二药之性,如此自相矛盾,令后世医者并疑《内经》之方而不敢轻用,则良方几埋没矣。而愚对于此二药,其能治崩带洵有确实征验,其能消癥瘕与否,则又不敢遽断也。

忆在籍时,曾治沧州董姓妇人,患血崩甚剧。其脉象虚而无力,遂重用黄芪、白术,辅以龙骨、牡蛎、山茱萸诸收涩之品,服后病稍见愈,遂即原方加海螵蛸四钱,茜草二钱,服后其病顿愈,而分毫不见血矣。愚于斯深知二药止血之能力,遂拟得安冲汤、固冲汤二方,于方中皆用此二药。

又治邻村星马村刘氏妇,月信月余不止,病家示以前服之方,即拙拟安冲汤去海螵蛸、茜草也,遂于原方中加此二药,服一剂即愈。俾再服一剂以善其后。病家因疑而问曰:"所加之药如此效验,前医者如何去之?"答曰:"此医者转是细心人,彼盖见此二药有能消癥瘕之说,因此生疑,而平素对于此二药又无确实经验,是以有此失也。"

至于海螵蛸、茜草之治带证,愚亦有确实经验。初临证时,以妇女之带证原系微末之疾,未尝注意,后治一妇人,因病带已不起床,初次为疏方不效,后于方中加此二药遂大见效验,服未十剂,脱然全愈。于斯愚拟得清带汤方,此二药与龙骨、牡蛎、山药并用,为治带证之方。后在沧州治一媪,年近六旬,患带下赤白相兼,心中发热,头目眩晕,已半载不起床矣。诊其脉甚洪实,遂于清带汤中加苦参、龙胆草、白头翁各数钱,连服八剂全愈,心热眩晕亦愈。

又治本邑一少妇,累年多病,身形羸弱,继又下白带甚剧,屡经医治不效。诊其脉迟弱无力,自觉下焦凉甚,亦治以清带汤,为加干姜六钱，鹿角胶三钱，炙甘草三钱，连服十剂全愈。统以上经验观之，则海螵蛸、茜草之治带下不又确有把握哉。至其能消癥瘕与否，因未尝单重用之，实犹欠此经验而不敢遽定也。

【现代药理新解】

海螵蛸含碳酸钙 80%～85%，尚含壳角质、黏液质及少量氯化钠、磷酸钙、镁盐等。本品所含碳酸钙、磷酸钙能中和盐酸，故能制止胃酸过多。

茜草含蒽醌类物质，如茜素、茜草素、黑茜草素等。能缩短家兔凝血时间，有一定止血作用；茜草素同血液内钙离子结合，有轻度抗凝血效应；水提取物有兴奋子宫作用；茜草提取物及人工合成的茜草双酯，均有升白细胞作用；茜草中的环己肽有抗肿瘤作用；此外，对多种细菌及皮肤真菌有抑制作用。

【临床新用】

（一）海螵蛸

1. 消化性溃疡及胃酸过多症：常与延胡索、白及、贝母、瓦楞子等同用。

2. 哮喘：海螵蛸 500g，焙干研粉，砂糖 1000g，混匀，成人每次 15～25g，儿童酌减，每日服 3 次。2 周为一疗程。

3. 遗精：常与山茱萸、菟丝子、沙苑子、金樱子等同用。

4. 各种出血：可用于肺结核咯血、功能性子宫出血、尿血、便血、口腔出血、消化性溃疡出血等的治疗。

（二）茜草

1. 各种出血：治疗肺结核咯血、消化道出血、功能性子宫出血、产后出血过多、月经过多、鼻出血、便血、原发性血小板减少性紫癜、过敏性紫癜、外伤出血等，可单用本品水煎服，也可根据不同病症，辨证配伍相关药物。

2. 慢性支气管炎：与陈皮、杏仁、桑白皮等同用。

3. 抗癌：据报道，从茜草中发现 7 种抗癌成分，治疗范围之广，胜过长春新碱、丝裂霉素和阿霉素等，而且对正常细胞的毒性很低。

罂粟壳解

【张锡纯解】

罂粟壳即罂粟花所结之子外包之壳也。其所结之子形如罂，中有子如粟，甚香美（炒之则香），故名其外皮为罂粟壳，药房间省文曰米壳。其味微酸，性平，其嫩时皮出白浆可制鸦片。以其犹含鸦片之余气，故其性能敛肺、涩肠、固肾，治久嗽、久痢、遗精、脱肛、女子崩带。嗽、痢初起及咳嗽兼外感者忌用。

按： 罂粟壳治久嗽、久痢，诚有效验，如虚劳咳嗽证，但用山药、地黄、枸杞子、玄参诸药以滋阴养肺，其嗽不止者，加罂粟壳二三钱，则其嗽可立见轻减，或又少佐以通利之品，若牛蒡子、射干诸药尤为稳妥。至于久痢，其肠中或有腐烂，若用三七、鸦胆子化其腐烂，而其痢仍不止者，当将罂粟壳数钱，与山药、芍药诸药并用，连服数剂，其痢可全愈。

【现代药理新解】

本品主含吗啡、可待因、那可汀、罂粟碱等。罂粟壳有镇痛、镇咳作用，并能使胃肠道及其括约肌张力提高、消化液分泌减少，从而起到止泻作用。

【临床新用】

主要用于各种疼痛、脑血栓形成、肺栓塞、肢端动脉痉挛、肠炎久泻、肺炎久咳的治疗。

【注意事项】

本品有成瘾性，不宜过量及持续服用。

竹茹解

【张锡纯解】

竹茹味淡，性微凉，善开胃郁，降胃中上逆之气使之下行（胃气息息下降为顺），故能治呕吐，止吐血、衄血（皆降胃之功）。《金匮》治妇人乳中虚，烦乱呕逆，有竹皮大丸，竹皮即竹茹也。为其为竹之皮，且凉而能降，故又能清肺利痰，宣通三焦水道下通膀胱，为通利小便之要药，与叶同功而其力尤胜于叶。又善清肠中之热，除下痢后重腹疼。为其凉而宣通，损伤瘀血肿疼者，服之可消肿愈疼，融化瘀血，醋煮口嗽，可止齿龈出血。须用嫩竹外边青皮，里层者力减。

族家婶母，年四旬，足大趾隐白穴处，忽然破裂出血，且色紫甚多，外科家以为疔毒，屡次服药不效。时愚甫习医，诊其脉洪滑有力，知系血热妄行，遂用生地黄两半，碎竹茹六钱，煎汤服之，一剂血止，又服数剂，脉亦平和。盖生地黄凉血之力，虽能止血，然恐止后血瘀经络致生他病，辅以竹茹宣通消瘀，且其性亦能凉血止血，是以有益而无弊也。

友人刘干臣之女，嫁与邻村，得温病，干臣邀愚往视。其证表里俱热，胃口满闷，时欲呕吐，舌苔白而微黄，脉象洪滑，重按未实，问其大便，昨行一次微燥。一医者欲投以调胃承气汤，疏方尚未取药。愚曰：此证用承气汤尚早。遂另为疏方，用生石膏一两，碎竹茹六钱，青连翘四钱，煎汤服后，周身微汗，满闷立减，亦不复欲呕吐，从前小便短少，自此小便如常，其病顿愈。

【现代药理新解】

竹茹粉对白色葡萄球菌、枯草杆菌、大肠杆菌、伤寒杆菌均有较强的抑制作用。

【临床新用】

1. 神经官能症：常与半夏、枳实、陈皮、茯苓、甘草、大枣配伍，如温胆汤。

2. 妊娠呕吐、幽门不完全梗阻：可与橘皮、生姜、炙甘草、大枣同用。

3. 皮肤及口腔黏膜溃疡：将竹茹粉装瓶备用。溃疡局部常规消毒，将竹茹粉直接撒在溃疡面上，厚约 2～3mm，略大于创面，如为皮肤溃疡，药后可盖消毒纱布，用胶布固定。每日或隔日换药1 次。

沙参解

【张锡纯解】

沙参味淡微甘，性凉，色白，质松，中空，故能入肺，清热滋阴、补益肺气，兼能宣通肺郁，故《本经》谓其主血积，肺气平而血之上逆者自消也。人之魂藏于肝，魄藏于肺，沙参能清补肺脏以定魄，更能使肺金之气化清肃下行，镇戢肝木以安魂，魂魄安定，惊恐自化，故《本经》又谓主惊气也。

徐灵胎曰：肺主气，故肺家之药气胜者为多。但气胜之品必偏于燥，而能滋肺者又腻滞而不清虚，惟沙参为肺家气分中理血药，色白体轻，疏通而不燥，滑泽而不滞，血阻于肺者，非此不能清也。

沙参以体质轻松，中心空者为佳，然必生于沙碛之上，土性松活，始能如此。渤海之滨，沙碛绵亘，纯系蚌壳细末，毫无土质，其上所长沙参，粗如拇指，中空大于藕孔。其味且甘于他处沙参，因其处若三四尺深即出甜水，是以所长之沙参，其味独甘，鲜嚼服之，大能解渴，故以治消渴尤良。其叶光泽如镜，七月抽茎开白花，纯禀金气，肺热作嗽者，用之甚效，洵良药也。

【验案】

近族曾孙女莹姐，自幼失乳，身形羸弱，自六七岁时恒发咳嗽，后至十一二岁嗽浸增剧，概服治嗽药不效。愚俾用生怀山药细末熬粥，调以白糖令适口，送服细鸡内金细末二三分，或西药百布圣二瓦，当点心服之，年余未间断。劳嗽虽见愈，而终不能除根。诊其脉，肺胃似皆有热，遂俾用北沙参轧为细末，每服二钱，日两次。服至旬余，咳嗽全愈。然恐其沙参久服或失于凉，改用沙参三两，甘草二两，共轧细，亦每服两钱，以善其后。

按： 沙参出于吉林者良，其色白质坚，称为北沙参。究之沙参为肺家要药，其质宜空。吾邑海滨产有空沙参，北沙参尤良，惜岁出无多，不能远及耳。

【现代药理新解】

沙参有南北之分。北沙参含生物碱、挥发油及淀粉等。乙醇提取物有降低体温和镇痛作用。水浸汁在低浓度时对离体蟾蜍的心脏有加强收缩的作用；浓度增高则出现抑制直至心室停跳，但可以恢复。

南沙参又名泡沙参、泡参、沙参。含三萜皂苷、生物碱、黄酮类、鞣质等。有祛痰、强心和抗真菌作用。

【临床新用】

1. 慢性支气管炎：对阴虚肺燥或热伤肺阴所致的干咳痰少、咽喉干燥等症有较好的养阴润肺作用。单用北沙参有一定疗效；亦可与麦冬、桑叶、天花粉、玉竹、扁豆、甘草等配伍，如沙参麦冬汤。

2. 小儿迁延性肺炎：北沙参、山药各 15g，水煎服。

3. 传染病恢复期：急性传染病恢复期，耗伤津液之口渴、咽干、舌红少苔、大便干燥等症，常与麦冬、玉竹、生地黄配伍。

【注意事项】

反黎芦。

连翘解

【张锡纯解】

连翘味淡微苦，性凉，具升浮宣散之力，流通气血，治十二经血凝气聚，为疮家要药。能透表解肌、清热逐风，又为治风热要药。且性能托毒外出，又为发表疹瘾要药。为其性凉而升浮，故又善治头目之疾，凡头疼、目疼、齿疼、鼻渊，或流浊涕成脑漏证，皆能主之。为其味淡能利小便，故又善治淋证，溺管生炎。

仲景方中所用之连轺，乃连翘之根，即《本经》之连根也。其性与连翘相近，其发表之力不及连翘。而其利水之力则胜于连翘，故仲景麻黄连轺赤小豆汤用之，以治瘀热在里，身将发黄，取其能导引湿热下行也。

按：连翘诸家皆未言其发汗，而以治外感风热，用至一两必能出汗，且其发汗之力甚柔和，又甚绵长。曾治一少年，风温初得，俾单用连翘一两煎汤服，彻底微汗，翌晨病若失。又连翘善理肝气，既能舒肝气之郁，又有平肝气之盛。曾治一媪，年过七旬，其手连臂肿疼数年不愈，其脉弦而有力，遂于清热消肿药中，每剂加连翘四钱，旬日肿消疼愈，其家人谓媪从前最易愤怒，自服此药后不但病愈，而愤怒全无，何药若是之灵妙也。由是观之，连翘可为理肝气要药矣。

【现代药理新解】

本品含三萜皂苷、甾醇、酚性成分（连翘酚）、生物碱、齐墩果酸、香豆精类，还含有丰富的维生素P及少量挥发油。连翘具有广谱抗菌作用，对金黄色葡萄球菌、志贺痢疾杆菌有很强的抑制作用，对其他致病菌、流感病毒、真菌都有一定抑制作用。有抗炎作用。本品所含齐墩果酸有强心、利尿及降血压作用，维生素P可降低血管通透性及脆性，防止溶血。煎剂有镇吐作用、抗肝损伤作用。

【临床新用】

1.视网膜黄斑出血：用连翘30～35g，文火水煎，分3次饭后服，连服1个月，可吸收淤血，提高视力。

2.银屑病：连翘400g，黄芩、大青叶各300g，制成注射液，每支2mL（含生药2g）。肌肉注射，每日2次，用药2周～2个月。

3.便秘：连翘15～30g，开水沏冲或煎服当茶饮，儿童可加少量糖，服1～2周。对各种原因所致的便秘，均有较好疗效。

4.紫癜：治疗血小板减少性紫癜及过敏性紫癜，用连翘10g，水煎服，连服7天，可使紫癜消退。治疗过敏性紫癜，亦可用连翘

25g，赤芍 9g，麻黄 6g，甘草 6g，水煎服。

川楝子解

【张锡纯解】

大如栗者是川楝子，他处楝子小而味苦，去核名金铃子，川楝子味酸味苦，性凉。酸者入肝，苦者善降，能引肝胆之热下行自小便出，故治肝气横恣，胆火炽盛，致胁下掀疼。并治胃脘气郁作疼，木能疏土也。其性虽凉，治疝气者恒以之为向导药，因其下行之力能引诸药至患处也。至他处之苦楝子，因其味苦有小毒，除虫者恒用之。

【现代药理新解】

本品含川楝素、楝树碱、山柰醇及脂肪油等。本品所含川楝素对猪蛔虫、蚯蚓、水蛭等有明显的杀灭作用；能兴奋肠管平滑肌，使其张力和收缩力增加。川楝子对金黄色葡萄球菌有抑制作用；内服过量可出现中毒反应，主要为肝脏损害、中毒性肝炎、精神失常、视力障碍、胃及小肠炎症、内脏出血、血压下降、呼吸循环衰竭，甚至死亡。

【临床新用】

1.足癣、头癣及甲癣：取川楝子烤黄研末，熟猪油或凡士林调成50% 油膏，剃头，明矾水洗净，擦干后涂油膏，每日 1 次，连续 10 天为一疗程。

2.冠心病及心绞痛：用川楝子、党参各 15g，桂圆肉、菖蒲、生山楂、炒麦芽、当归各 10g，龙骨、牡蛎各 20g，熟地黄 6g。水煎取500mL，装瓶取高压消毒，即成补心合剂。每次服 100mL，每日 3

次，30 天为一疗程。

3. 急性乳腺炎及乳腺增生。

4. 胃痛：以川楝子为主，可与白芍、延胡索等配伍。

5. 胆囊炎：用新订金铃子汤（川楝子、槟榔各 10 ～ 15g，白芍 10 ～ 18g，吴茱萸 3 ～ 6g）为基本方，加减治疗急慢性胆囊炎、胆道感染，有良好的止痛效果。

6. 睾丸痛：用川楝子 12g，肉桂末（分吞）9g，生黄芪 15 ～ 30g，橘核、苍术各 15g，大枣 30g，日服 1 剂，水煎分 2 次服。

7. 淋证：川楝子（捣碎）30g，水煎 2 次，分 3 次服。

8. 痢疾：用苦楝皮 150g，米拌炒成炭，研细成粉过筛，每日服 3 次，每次 5g，温开水送服。

9. 阑尾炎：可用川楝子与红藤、紫花地丁、虎杖等配伍，水煎服。

10. 慢性盆腔炎：以川楝子为主，与紫花地丁、蒲公英、败酱草、红藤、黄芩、赤芍等配伍，水煎服与灌肠。

11. 输卵管阻塞性不孕症：川楝子 9g，枳壳、青皮、陈皮各 6g，徐长卿 12g。每日 1 剂，水煎服（经期停用），配合灌肠药忍冬藤 30g，马鞭草 15g，皂刺 12g，甘草 9g，水煎 100mL，用 50mL 注射器于月经净后 3 天开始灌肠，每日 1 次，每月 10 次。

薄荷解

【张锡纯解】

薄荷味辛，气清郁香窜，性平，少用则凉，多用则热（如以鲜薄荷汁外擦皮肤少用殊觉清凉，多用即觉灼热）。其力能内透筋骨，外达肌表，宣通脏腑，贯串经络，服之能透发凉汗，为温病宜汗解者之要药。若少用之，亦善调和内伤，治肝气胆火郁结作疼，或肝风内动，忽然痫痉瘛疭，头疼目疼，鼻渊鼻塞，齿疼、咽喉肿疼，肢体拘挛作疼，一切风火郁热之疾，皆能治之。痢疾初起夹有外感者，亦宜用之，散外感之邪，即以清肠中之热，则其痢易愈。又善消毒菌（薄荷冰善消霍乱毒菌，薄荷亦善消毒菌可知），逐除恶气，一切霍乱痧证，亦为要药。为其味辛而凉，又善表疹瘾，愈皮肤瘙痒，为儿科常用之品。

温病发汗用薄荷，犹伤寒发汗用麻黄也。麻黄服后出热汗，热汗能解寒，是以宜于伤寒；薄荷服后出凉汗，凉汗能清温，是以宜于温病。若以麻黄发温病之汗，薄荷发伤寒之汗，大抵皆不能出汗，即出汗亦必不能愈病也。

薄荷叶宜用其嫩绿者，至其梗宜用于理气药中，若以之发汗，则力减半矣。若其色不绿而苍，则其力尤减，若果嫩绿之叶，方中用三钱即可。

按： 薄荷古原名苛，以之作蔬，不以之作药，《本经》《别录》皆未载之，至唐时始列于药品，是以《伤寒论》诸方未有用薄荷者。然细审《伤寒论》之方，确有方中当用薄荷，因当时犹未列入药品，即当用薄荷之方，不得不转用他药者。试取伤寒之方论之，如麻杏甘石汤中之麻黄，宜用薄荷代之。盖麻杏甘石汤，原治汗出而喘无大热，既云无大热，其仍有热可知，有热而犹用麻黄者，取其泻肺定喘也。然麻黄能泻肺定喘，薄荷亦能泻肺定喘（薄荷之辛能抑肺气之盛，又善搜肺风），用麻黄以热治热，何如用薄荷以凉治热乎？又如凡有葛根诸汤中之葛根，亦可以薄荷代之。盖葛根原所以发表阳明在经之热，葛根之凉不如薄荷，而其发表之力又远不如薄荷，则用葛根又何如用薄荷乎？斯非背古训也，古人当药物未备之时，所制之方原有不能尽善尽美之处，无他时势限之也。

【现代药理新解】

本品主含挥发油。油的主要成分为薄荷醇及薄荷酮、异薄荷酮等。薄荷油内服通过兴奋中枢神经系统，使皮肤毛细血管扩张，促进汗腺分泌，增加散热，而起到发汗解热作用；薄荷油能抑制胃肠平滑肌收缩，能对抗乙酰胆碱而呈现解痉作用；薄荷油能促进呼吸道腺体分泌而对呼吸道炎症有治疗作用；体外实验显示，薄荷煎剂对单纯性疱疹病毒、森林病毒、流行性腮腺炎病毒有抑制作用，对金黄色葡萄球菌、白色葡萄球菌、甲型链球菌、乙型链球菌、卡他球菌、肠炎球菌、福氏痢疾杆菌、炭疽杆菌、白喉杆菌、伤寒杆菌、绿脓杆菌、大肠杆菌等有抑菌作用；薄荷油外用，能刺激神经末梢的冷感受器而产生冷感，并反射性地造成深部组织血管的变化而起到消炎、止痛、止痒作用。

【临床新用】

1.血管扩张性头痛：可用鲜薄荷叶揉搓后，贴于太阳穴。亦可局部应用薄荷醇。

2.慢性荨麻疹：薄荷15g，桂圆干6粒煎服，每日2次，连服2～4周。

3.急性乳腺炎：薄荷、橘叶60g，水煎过滤，用毛巾浸汤敷患处，每日1剂，早晚1次。

茯苓、茯神解

【张锡纯解】

茯苓气味俱淡，性平，善理脾胃，因脾胃属土；土之味原淡（土味淡之理，徐灵胎曾详论之），是以《内经》谓淡气归胃，而《慎柔五书》上述《内经》之旨，亦谓味淡能养脾阴。盖其性能化胃中痰饮为水液，引之输于脾而达于肺，复下循三焦水道以归膀胱，为渗湿利痰之主药。然其性纯良，泻中有补，虽为渗利之品，实能培土生金，有益于脾胃及肺。且以其得松根有余之气，伏藏地中不外透生苗，故又善敛心气之浮越以安魂定魄，兼能泻心下之水饮以除惊悸，又为心经要药。且其伏藏之性，又能敛抑外越之水气转而下注，不使作汗透出，兼为止汗之要药也。其抱根而生者为茯神，养心之力，较胜于茯苓。

刘潜江曰：茯苓本古松灵气，沦结成形，卢子繇谓其精英不发于枝叶，返旋生气吸伏于踵，一若真人之息，若但视为利湿，殆有未然。盖松之凌冬不凋，非以其禀真阳之性耶？乃其气入土，久而结茯苓，是其质成于阴气禀于阳也。陶隐居谓其无朽蛀，埋地中三十年，犹色理无异，不可见其坚贞哉。

茯苓若入煎剂，其切作块者，终日煎之不透，必须切薄片，或捣为末，方能煎透。

友人竹芷熙曰："嵊县地固多山，在葛溪口，嵊东山名也。本层峦叠嶂，峰回水绕之所，吴氏聚族而居，约四五十家，以种苓为业，其种苓之法，秘而不宣，虽亲戚不告焉。新嵊药肆间，茯苓皆出于是。春间吴氏之媳病，盖产后月余，壮热口渴不引饮，汗出不止，心悸不寐，延余往治。病人面现红色，脉有滑象，急用甘草、麦冬、竹叶、柏子仁、浮小麦、大枣煎饮不效；继用酸枣仁汤，减川芎加浮小麦、大枣，亦不效；又用归脾汤加龙骨、牡蛎、山茱萸则仍然如故。当此之时，余束手无策，忽一人进而言曰：'何不用补药以缓之？'余思此无稽之谈，所云补药者，心无见识也，姑漫应之。时已届晚寝之时，至次日早起，其翁奔告曰：'予媳之病昨夜用补药医痊矣。'余将信将疑，不识补药究系何物。乃翁持渣来见，钵中有茯苓四五两。噫，茯苓焉，胡为云补药哉？余半晌不能言。危坐思之，凡病有一线生机，皆可医治。茯苓固治心悸之要药，亦治汗出之主药。仲景治伤寒汗出而渴者五苓散，不渴者茯苓甘草汤。伤寒厥而心下悸者宜先治水，当服茯苓甘草汤。可知心悸者汗出过多，心液内涸，肾水上救入心则悸，余药不能治水，故用茯苓以镇之。是证心悸不寐，其不寐由心悸而来，即心悸亦从汗出而来，其壮热口渴不引饮，脉滑，皆有水气之象，今幸遇种苓家，否则汗出不止，终当亡阳，水气凌心，必当灭火，是谁之过欤？余引咎而退。"观竹君此论，不惜暴一己之失，以为医界说法，其疏解经文之处，能将仲景用茯苓之深意，彰彰表出，固其析理之精，亦见其居心之厚也。

湖北天门县崔兰亭来函云：民纪十九年，四十八师李团长夫人，头目眩晕，心中怔忡，呕吐涎沫，有时觉气上冲，昏愦不省人事。军医治以安神之药无效，继又延医十余人皆服药无效，危险已至极点。生诊其脉，浮而无力，视其形状无可下药。恍悟《衷中参西录》茯苓解中，所论重用茯苓之法，当可挽回此证。遂俾单用茯苓一两煎汤服之，服后甫五分钟，病即轻减，旋即煎渣再服，益神清气爽，连服数剂，病即全愈。后每遇类此证者，投此方皆可奏效。

【现代药理新解】

茯苓含茯苓聚糖、茯苓酸、蛋白质、脂肪、卵磷脂、胆碱、组胺酸、麦角甾醇等。茯苓具利尿作用，能增加尿中钾、钠、氯等电解质的排出。此外，还有镇静和降低血糖作用。

茯神含茯苓多糖、羟乙基茯苓多糖、茯神素等。茯神具有增强免疫功能的作用，新型羟甲基茯苓多糖可促进肝细胞再生，促进肝脏代谢、防止肝损伤。此外，本品还有抗惊悸、抗肿瘤作用。

【临床新用】

1. 急性胃肠炎：常与桂枝、白术配用。

2. 精神分裂症：茯苓 60g，水煎服，每天 1 剂，连服 3 个月。

3. 斑秃：将茯苓 500g 烘干，研为细末，每服 6g，每日 2 次；或于睡前服 10g，并同时外用酊剂（补骨脂 25g，旱莲草 25g，用 200mL75％的乙醇浸泡 1 周后即可），每日涂患处数次。

木通解

【张锡纯解】

木通味苦性凉，为藤蔓之梗，其全体玲珑通彻，故能贯串经络、通利九窍。能泻上焦之热，曲曲引之下行自水道达出，为利小便、清淋浊之要药。其贯串经络之力，又能治周身拘挛，肢体痹疼，活血消肿，催生通乳，多用亦能发汗。

愚平素不喜用苦药，木通诸家未尝言苦，而其味实甚苦。因虑人嫌其苦口难服，故于木通未尝独用重用，以资研究，近因遇一肢体关节肿疼证，投以清热利湿活血之品，更以西药阿司匹林佐之，治愈。适法库门生万泽东来奉，因向彼述之，泽东曰："《金鉴》治三痹（行痹、痛痹、著痹）有木通汤方，学生以治痛痹极有效验，且服后必然出汗，曾用数次皆一剂而愈。"愚曰："我亦见其方，但未尝试用，故不知如此神效，既效验如此，当急录出以公诸医界。"爱列其方于下：

木通汤：用木通一味，不见水者（其整者皆未见水，到捣碎用）二两，以长流水二碗煎一碗，热服取微汗，不愈再服，以愈为度。若其痛上下左右流走相移者，加羌活、防风以祛风邪；其痛凉甚者，有汗加附子，无汗加麻黄以去寒邪；其痛重著难移者，加防己以胜湿邪。其所应加之药，不可过三钱，弱者俱减半服。

【现代药理新解】

目前在我国，除了云、贵、川以外大部分地区的人们，使用的中药木通主要是指关木通，而据考证，此"木通"非彼"木通"。如今市场常见、临床常用的关木通，与《神农本草经》等古籍中所记载的木通虽同名为"木通"，但并非一物。关木通属马兜铃科，其所含马兜铃酸，经研究证明可能引起人体肾脏损害，属"有毒"类中药（《中华人民共和国药典》将有毒性的中药分为小毒、有毒和大毒三种）。而《神农本草经》中所记载的木通为木通科的木通（古称三叶木通），其性无毒。

木通含木通苷，木通苷水解得常春藤皂苷元、齐墩果酸、葡萄糖与鼠李糖、钾等。木通醇浸剂对痢疾杆菌、伤寒杆菌及某些皮肤真菌有抑制作用。本品还有利尿和抗菌作用。

关木通为马兜铃科木通马兜铃的木质茎。含马兜铃酸、鞣质和钙质、皂碱素、脂肪油等。本品有利尿和强心作用，对痢疾杆菌、伤寒杆菌及某些皮肤真菌有抑制作用。马兜铃酸有抑制肿瘤细胞生长的作用。

【临床新用】

1. 肝硬化腹水，心性、肾性水肿：可用复方木通注射液（木通、泽泻、夏枯草），有良好的效果。本品配合氢氯塞嗪利尿效果较好，并能降低氢氯塞嗪引起的低钾血症。

2. 急性泌尿系感染：单用木通 3 ~ 9g，水煎服，或用八正散。

3. 周期性瘫痪：木通 50 ~ 75g，加水煎至 50 ~ 100mL，每日 1 剂，分 2 ~ 3 次服。

4. 足癣肿胀：本品常与猪苓、赤茯苓、桑白皮、紫苏、槟榔配伍。

【注意事项】

据报道，关木通 60g 水煎服，可致急性肾衰竭。故用量不宜大，年老体弱者慎用。此外，孕妇亦应慎用本品。

蒲黄解

【张锡纯解】

蒲黄味淡微甘微辛，性凉。善治气血不和，心腹疼痛，游风肿疼，颠仆血闷（用生蒲黄半两，煎汤灌下即醒），痔疮出血（水送服一钱，日三次），女子月闭腹痛，产后瘀血腹疼，为其有活血化瘀之力，故有种种诸效。若炒熟用之（不宜炒黑），又善治吐血、咳血、衄血、二便下血、女子血崩带下。外用治舌胀肿疼，甚或出血，一切疮疡肿疼。蜜调敷之皆宜用生者，皆有捷效。为其生于水中，且又味淡，故又善利小便。

邹润安曰："凡生水中之物，皆以水为父母，而听其消涨以为荣枯。矧蒲黄又生于四五月大火得令时，能吸火气以媾于水而成中五之色者，是能合水火之精以成土者也。人身惟水火不谐方小便不利，而为心腹膀胱寒热。蒲黄象土，本可防水，且又生于水中，用之使调和水火，则寒热于以解，小便遂自利，柔化之功反速于刚制也。若夫热傍水势而迫血妄行，热阻水行而停血成瘀，则亦行者能止、瘀者能消，而均可无虑。故《本经》谓其主心腹膀胱寒热，利小便，止血又消瘀血也。"详观此论，是蒲黄之性原善化瘀血，又善止血妄行，非炒至色紫黑，始能止血也。即欲炒用之以止血，亦惟炒熟而已，断不宜过炒之以失其本性。

邹氏又谓："《金匮》用蒲灰散，利小便治厥而为皮水，解者或以为香蒲，或以为蒲席烧灰。然香蒲但能清上热，不云能利水，败蒲席《别录》主筋溢恶疮，亦非利水之物。蒲黄《本经》主利小便，且《本事方》《芝隐方》皆述其治舌胀神验，予亦曾治多人，毫丝不爽，不正合治水之肿于皮乎？夫皮水为肤腠间病，不应有厥，厥者下焦病也。膀胱与肾为表里，膀胱以水气归皮，致小便不利，气阻而成寒热，则肾亦承其弊为之，阴壅而阳不得达，遂成厥焉。病本在外，非可用温，又属皮水，无从发散，计惟解心腹膀胱之寒热，使小便得利，又何厥逆之有，以是知其为蒲黄无疑也。曰蒲灰者，蒲黄之质，固有似于灰也。"

按： 蒲黄诚为妙药，失笑散用蒲黄、五灵脂等分生研，每用五钱，水酒各半，加醋少许，煎数沸连渣服之，能愈产后腹疼于顷刻之间。

【现代药理新解】

本品含黄酮、棕榈酸、异鼠李素、甾醇酚类等，有促进凝血作用，能使家兔凝血时间明显缩短；但另有报道蒲黄有明显抑制黏附和聚集，并有抗凝血酶Ⅲ活力的作用；生蒲黄有防止家兔食饵性动脉粥样硬化的作用；能抑制肠道吸收胆固醇，改变血脂成分；对离体及在体子宫有兴奋作用；注射液对豚鼠、小白鼠中期引产有明显作用。并有降压、扩大血管，增加冠脉流量，改善微循环的作用；对免疫有抑制作用，而大剂量又能增加巨噬细胞的吞噬功能；对结核杆菌有抑制作用。

【临床新用】

1.高脂血症：以蒲黄浸膏制成降脂片，治疗高脂血症病人，降脂作用非常显著。

2.冠心病：以生蒲黄（心舒4号）口服治疗冠心病轻度心绞痛病人，2个月后，症状消失或缓解，心电图改善，血压下降，总胆固醇降低，甘油三酯降低。

3.特发性溃疡性结肠炎：以蒲B（蒲黄水溶部分）浸膏制成25%蒲B糖浆口服，每次15mL，每日2次，同时用5%蒲B浸膏制成灌肠液保留灌肠，每日1次，每次100～150mL，30日为一疗程。

三棱、莪术解

【张锡纯解】

三棱气味俱淡，微有辛意；莪术味微苦，气微香，亦微有辛意。性皆微温，为化瘀血之要药。以治男子痃癖，女子癥瘕，月闭不通，性非猛烈而建功甚速。其行气之力，又能治心腹疼痛，胁下胀疼，一切血凝气滞之证。若与参、术、芪诸药并用，大能开胃进食，调血和血。若细核二药之区别，化血之力三棱优于莪术，理气之力莪术优于三棱。

药物恒有独具良能，不能从气味中窥测者，如三棱、莪术性近和平，而以治女子癥血，虽坚如铁石亦能徐徐消除，而猛烈开破之品转不能建此奇功，此三棱、莪术独具之良能也。恒以其能消坚开瘀，转疑为猛烈之品而不敢轻用，几何不埋没良药哉。

三棱、莪术，若治陡然腹胁疼痛，由于气血凝滞者，可但用三棱、莪术，不必以补药佐之；若治瘀血积久过坚硬者，原非数剂所能愈，必以补药佐之，方能久服无弊。或用黄芪六钱，三棱、莪术各三钱，或减黄芪三钱，加野台党参三钱，其补破之力皆可相敌，不但气血不受伤损，瘀血之化亦较速，盖人之气血壮旺，愈能驾驭药力以胜病也。

【验案】

邻村武生李卓亭夫人，年三十余，癥瘕起于少腹，渐长而上，其当年长者尚软，隔年即硬如石，七年之间上至心口，旁塞两胁，饮食减少，时而昏睡，剧时昏睡一昼夜，不饮不食，屡次服药无效。后愚为诊视，脉虽虚弱，至数不数，许为治愈，授以拙拟理冲汤方（方中有三棱、莪术各三钱），病人自揣其病断无可治之理，竟置不服。次年病益进，昏睡四日不醒，愚用药救醒之，遂恳切告之曰："去岁若用愚方，病愈已久，何至危困若此，然此病尚可为，慎勿再迟延也。"仍为开前方。病人喜，信愚言，连服三十余剂，磊块皆消。惟最初所结之病根，大如核桃之巨者尚在，又加水蛭（不宜炙），服数剂全愈。

【现代药理新解】

三棱含挥发油等，通过减少血小板数、抑制血小板功能、抑制内外凝血功能、促进纤溶活性等，抑制体外血栓的形成。三棱煎剂能增加离体兔肠的收缩，使其紧张性升高。

莪术含挥发油，其中主要为莪术酮、莪术烯、姜黄素等。近年又从挥发油中分离出抗癌有效成分莪术醇、莪术双酮。有抗癌作用，除直接作用外，还可使宿主特异性免疫功能增强而获得明显的免疫保护效应；姜黄素能抑制血小板聚积，有抗血栓形成作用；对消化道有兴奋胃肠平滑肌的作用；莪术醇及其半萜化合物有显著的抗早孕作用；挥发油能抑制金黄色葡萄球菌、乙型溶血性链球菌、大肠杆菌、伤寒杆菌、霍乱弧菌等。

【临床新用】

（一）三棱

1. 肝脾肿大：常与莪术配伍应用；又多与丹参、郁金、牡蛎等药配用。

2. 子宫内膜异位症：三棱 6g，莪术 6g，丹参、赤芍、浙贝、鳖甲（先煎）各 15g，郁金、枳壳各 12g，鸡内金、当归各 10g，水蛭 4.5g。月经干净 2～3 天后服，至下次月经停服。

3. 消化不良：常与莪术、青皮、麦芽等同用。

4. 盆腔炎：复方消炎丸：三棱、莪术、川楝子、延胡索、赤芍、香附各 15g，土茯苓、丹参、芡实各 25g，山药 30g，当归 20g，共研细末，以蜜为丸，每丸 10g，每次 1～2 丸，1 日 3 次。偏热者加苦参 15g，黄柏 15g；偏寒者加炮姜 10g，小茴香 10g。

（二）莪术

1. 肿瘤：温莪术治疗早期宫颈癌，临床近期治愈率为 34%，有效率达 77%。在复方中常与三棱、墓头回、石见穿、石打穿、王不留行等配合应用。用莪术制成注射液，局部病灶注射，配合静脉用药，治疗早、晚期各型宫颈癌，可使癌组织变性坏死、脱落、萎缩、溶解及消失，对癌旁的正常组织则无明显损害。此外，对卵巢癌、肺癌、肝癌、外阴癌和皮肤癌等也有一定的疗效。

2.真菌性阴道炎：以莪术油为原料制成的栓剂，每晚睡前置入阴道深部 1 枚，10 次为一疗程，一般 1～3 个疗程治愈。

【注意事项】

月经过多及孕妇忌用。

乳香、没药解

【张锡纯解】

乳香气香窜，味淡，故善透窍以理气；没药气则淡薄，味则辛而微酸，故善化瘀以理血。其性皆微温，二药并用为宣通脏腑、流通经络之要药。故凡心胃、胁腹、肢体、关节诸疼痛皆能治之；又善治女子行经腹疼，产后瘀血作疼，月事不以时下；其通气活血之力，又善治风寒湿痹，周身麻木，四肢不遂及一切疮疡肿疼，或其疮硬而不疼。外用为粉以敷疮疡，能解毒消肿、生肌止疼。虽为开通之品，不至耗伤气血，诚良药也。

按：乳香、没药，最宜生用，若炒用之则其流通之力顿减，至用于丸散中者，生轧作粗渣入锅内，隔纸烘至半熔，候冷轧之即成细末，此乳香、没药去油之法。

【验案】

一人年三十许，当脐忽结癥瘕，自下渐长而上，初长时稍软，数日后即硬如石，旬日长至心口，向愚询方，自言凌晨冒寒得于途间。愚再三思之，不得其证之主名，然即形迹论之，约不外气血凝滞。为疏方用当归、丹参、乳香、没药各五钱，流通气血之中，大具融化气血之力，连服十剂全愈。以后用此方，治内外疮疡、心腹肢体疼痛。凡病之由于气血凝滞者，恒多奇效，其方名活络效灵丹。

一少妇左胁起一疮，其形长约五寸，上半在乳，下半在肋，皮色不变，按之甚硬而微热于他处。延医询方，调治两月不效，且渐大于从前。后愚诊视，阅其所服诸方，有遵林屋山人治白疯方治者，有按乳痛治者，愚晓病家曰："此证硬而色白者阴也，按之微热者阴中有阳也，统观所服诸方，有治纯阴纯阳之方，无治半阴半阳之方，勿怪其历试皆不效也。"亦俾用活络效灵丹作汤服之（此方原有作汤服、作散服两种服法，若作散服，每次四钱，温酒送下），数剂见消，服至三十剂，消无芥蒂。

一邻村妇人，心腹疼痛异常，延医服药无效，势近垂危。其家人夜走四五里叩门求方。适愚他出，长子荫潮为开活络效灵丹方授之。煎服一剂即愈。盖拟得此方以来，十余年间，治愈心腹疼痛者不胜记矣。

【现代药理新解】

乳香含树脂（主要为游离 α、β-乳香脂酸，结合乳香脂酸，乳香树脂羟）、树胶（主要为阿糖酸的钙盐和镁盐、西黄芪胶黏素）、挥发油、极少量苦味质。有镇痛作用。

没药含树脂（α 及 β 罕没药酸，α、β 与 γ 没药酸，没药尼酸，α 与 β 罕没药酚）、树胶（水解得阿拉伯糖、半乳糖和木糖）、挥发油等。对多种致病真菌有不同程度的抑制作用；树脂对雄兔高胆固醇血症有降血脂作用，并能防止斑块形成。

【临床新用】

（一）乳香

1. 癌症疼痛：生乳香、酒大黄、生栀子各 30g，丹参、黄柏各 20g，木香、赤芍、白芷、丁香、生蒲黄各 15g，冰片 10g，生石膏 150g，蓖麻仁 20 粒，卷柏 50g，共研末，混匀备用。用时取鸡蛋清少许，白醋适量，将适量药粉调成糊状，在疼痛最明显处，或皮肤最灼热处，或病变脏器在体表的投影部位处敷约 0.4cm 厚的药糊，6～12 小时更换一次，连用 5 天为一疗程。

2. 系统性硬皮病：用乳香、没药、郁金等制成蜜丸，每丸 10g，每天 2 丸，每日 3 次口服；用于局限性硬皮病显效率 47.6%，分别优于不用乳香、没药之方。

3. 十二指肠溃疡：乳香用于治疗本病，痊愈率 70%，而安慰组为 22%。

（二）没药

1. 缺血性心脏病：用没药纯粉 12g 装腔囊，每丸 0.2g，每日 3 次，每次 2 粒口服，3 个月为一疗程。

2. 皮肤真菌病：用没药 50g，银花 50g，加入 1000mL 水中，煎至 500～700mL，湿敷或涂于患处。

3. 带状疱疹：当归 9g，丹参 9g，乳香 9g，没药 9g，柴胡 9g，生地黄 9g，桃仁 9g，泽兰 9g。水煎服，每日 1 剂。肝经湿热盛者，加龙胆草 9g，泽泻 9g，栀子 9g，车前子 9g（包煎）；脾湿盛者，加苍术 9g，半夏 9g，薏苡仁 30g，茯苓 9g。

（三）活络效灵丹

活络效灵丹在现代临床应用中，治疗范围广、适应证多，只要谨守病机，灵活化裁，往往效果颇佳。

1.肩关节周围炎：又称五十肩、冻结肩、漏肩风、粘连性关节囊炎等。它是肩关节的关节囊和关节周围软组织发生的一种范围较广的无菌性炎症。本病病因为各种炎症，如冈上肌腱炎、肱二头肌腱炎、肩峰下滑囊炎等；肩部创伤；疾病使肩部长期固定不动；50岁以后激素代谢水平下降；慢性劳损；感受风、寒、湿邪等各种原因造成肩部肌腱、肌肉、关节囊、滑囊、韧带充血水肿，炎症细胞浸润，组织液渗出而形成疤痕，造成肩周组织挛缩，肩关节滑囊、关节软骨间粘连，肩周软组织广泛粘连，造成关节疼痛，关节活动明显受限。本病主要临床表现为患肢肩关节疼痛，昼轻夜重，活动受限，手臂上举、外展、外旋、后伸等动作均受限制，局部按压出现广泛性压痛。若由外伤诱发者，则伤后肩关节功能迟迟不恢复，且肩周疼痛持续不愈。日久肩关节，甚至上肢肌肉出现失用性萎缩。

中医认为本病属"痹证""肩凝证""漏肩风""肩背痛"等范畴。多由气血不足，营卫不固，风、寒、湿之邪侵袭肩部经络，致使筋脉收引，气血运行不畅而成；或因外伤劳损，经络滞涩所致。祛风散寒、舒筋通络、活血化瘀为其主要治法。活络效灵丹是常用处方之一。

活络效灵丹加减：当归五钱，丹参五钱，乳香五钱，没药五钱，片姜黄五钱，桑枝五钱，桂枝三钱，白芥子三钱。

恶风寒明显者，加防风三钱，羌活三钱，细辛一钱半，制川乌三钱；郁而化热者，加生石膏八钱，忍冬藤六钱，秦艽三钱；关节周围粘连较重者，加白芍一两，炙甘草三钱，鸡血藤一两。

2.坐骨神经痛：坐骨神经痛是一种主要表现为沿坐骨神经走行及其分布区即臀部、大小腿后外侧和足外侧部的阵发性或持续性的疼痛，一般多为单侧，男性多见，尤以成年人为多。坐骨神经痛为周围神经系统常见疾病之一，可由很多原因引起，一般可分为原发性坐骨神经痛和继发性坐骨神经痛两种。原发性坐骨神经痛即坐骨神经炎，临床较少见。继发性坐骨神经痛多见，可由脊椎病变、椎管内病变、盆腔内病变、骨和关节疾病、糖尿病及臀部药物注射的位置不当等引起。本病常可影响或严重影响工作和学习。

根据本病的主要症状疼痛、麻木、乏力等，一般可归属于中医的"痹证"范畴，有些还归属于中医的"痛证"与"痿证"。证型有风寒、风湿、寒湿化热、气滞血瘀、痰瘀阻络之分。活络效灵丹为气滞血瘀型的常用处方之一。

活络效灵丹加减：当归五钱，丹参五钱，制乳香五钱，制没药五钱，独活四钱，牛膝四钱，威灵仙三钱，杜仲五钱，鸡血藤一两。

遇冷加重，阴雨天明显，舌苔白腻者，加肉桂一钱到钱半，制附子三钱（先煎三十分钟），薏苡仁一两，木瓜三钱；其痛如刺，舌质紫暗者，加延胡索三钱，地鳖虫三钱；大便秘结者，加大黄（后下）两钱；腰膝酸软，遇劳则甚，舌淡白，脉沉细者，加巴戟天四钱，熟地黄八钱，狗脊四钱，补骨脂四钱。

3. 腰椎骨质增生症：亦称腰椎肥大性脊椎炎、腰椎退行性脊椎炎、腰椎老年性脊椎炎和腰椎骨关节病等。其特点是关节软骨的退行性变，并在椎体边缘有骨赘形成。退行性变发生在椎体、椎间盘和椎间关节。椎体边缘的唇形变或骨赘形成，是中年以上腰痛患者在 X 线片上常见病理现象，也是本病的诊断依据。本病多见于中老年人，是一种生理性保护性改变，可以增加脊椎的稳定性，代替软组织限制椎间盘的突出，所以一般无症状。但有的患者出现慢性腰痛，多是由于脊椎的退行性变使各椎骨之间稳定性受到破坏，是韧带、关节囊和神经纤维组织受到过度牵拉或挤压的结果。

腰椎骨质增生症依症状表现属中医"腰痛"及"痹证"范畴，其基本病机为久痛入络，血脉瘀阻，病久累及肾或复受外邪致虚实夹杂之证，治疗当以活血化瘀、通络止痛为主。活络效灵丹是常用处方之一。

活络效灵丹加减：当归五钱，丹参五钱，制乳香五钱，制没药五钱，威灵仙三钱，白芥子五钱，骨碎补五钱，杜仲四钱，木瓜三钱。

寒湿者，加制川乌三钱（先煎一小时），独活四钱，薏苡仁一两；风寒者，加独活三钱，细辛两钱，秦艽三钱，防风三钱；肝肾不足者，加续断四钱，熟地黄六钱，狗脊五钱，桑寄生五钱；肾阳虚者，加制附子三钱，鹿角霜三钱，淫羊藿三钱；日久痛甚者，加地鳖虫两钱，蜈蚣两条，地龙三钱。

4.颈椎病：或称颈椎骨关节炎、增生性颈椎炎、颈神经根综合征等，是一种颈椎的退行性疾病。是因颈椎长期劳损，骨质增生，椎间盘突出，韧带增厚压迫脊髓、神经根和血液循环障碍所致的综合征。通常在中年以后发病，40岁以上的病人约占80%，男多于女。本病在临床上有颈型、神经根型、脊髓型、椎动脉型、交感神经型、混合型等分型。临床表现：症状轻者为头、颈、臂、手、上胸背、心前区疼痛或麻木、酸沉感，放射性痛，头晕无力，颈、肩、上肢及手感觉明显减退，部分患者有明显的肌肉萎缩。重者会出现四肢瘫痪、截瘫、偏瘫、大小便失禁。

本病属中医学中的"痹证""眩晕""颈筋急"范畴，有风寒湿痹、气滞血瘀、痰湿阻络、气血亏虚、肝肾亏损等型。祛风胜湿、化瘀通络、补气养血、益肝补肾为其主要治法。均可以活络效灵丹加减化裁。

活络效灵丹加减：当归五钱，丹参五钱，乳香三钱，没药三钱，苍耳子三钱，地鳖虫两钱，白芍五钱，炙甘草两钱。

风寒盛者，加羌活三钱，防风三钱，细辛两钱；湿邪盛者，加苍术三钱，薏苡仁一两；血瘀明显者，加桃仁三钱，小白花蛇（研末冲服）一条；痰湿阻络者，加白僵蚕三钱，白芥子两钱；气血亏虚者，加黄芪一两，党参六钱；肝肾亏虚者，加杜仲三钱，熟地黄八钱，山茱萸四钱，牛膝三钱。

5. 梨状肌损伤综合征：梨状肌起于第 2、3、4 骶骨前面，经坐骨大孔向外，止于股骨大粗隆内上方，是髋关节外旋肌。坐骨神经一般从梨状肌下缘出骨盆，在臀大肌下面降至大腿后面。由于坐骨神经经过梨状肌时有时有变异，或者梨状肌因急、慢性损伤，以致发生损伤性炎性改变。刺激或压迫该部位神经而产生腰腿痛。患者多有肩扛重物或蹲、站，下肢扭伤或慢性劳损史。主诉腰臀部或一侧臀部疼痛或酸楚并向大腿后侧、小腿后外侧放射。偶有小腿外侧麻木，或腓总神经麻痹体征。患者在行走着力、大小便或重咳等增加腹压时，臀腿痛加重。腰部一般无明显畸形及椎旁压痛。患侧臀肌可有萎缩、松弛。梨状肌肌腹有弥漫性肿胀，多有压痛。直腿抬高试验 60° 前疼痛明显，超过后疼痛反而减轻。主动下肢外展外旋时可引起坐骨神经痛。

本病属于中医"痹证""痿证"等范畴。临床上常见证型有风湿阻滞、气滞血瘀、痰瘀阻络、肾阳亏虚等。本方常用于治疗气滞血瘀及痰瘀阻络型。

活络效灵丹加减：当归五钱，丹参一两，制乳香五钱，制没药五钱，延胡索三钱，川芎五钱，威灵仙三钱，秦艽三钱。

风湿盛者，加独活三钱，木瓜三钱，细辛两钱；疼痛甚者，加白芍六钱，炙甘草三钱，蜈蚣一条，乌梢蛇三钱；肾虚者，加熟地黄六钱，山茱萸四钱，炒山药四钱，炒杜仲五钱，桑寄生五钱。

6. 臀上皮神经损伤：臀上皮神经是从腰 1～3 神经后支的外侧支发出的。在劳动中，尤以旋转运动时易使其受损。临床表现：一侧腰臀部刺痛、酸痛或撕裂样痛，可向同侧下肢放射至膝关节。腰部俯仰受限，起坐困难需人协助。在髂骨翼中点向下 5cm 处有明显压痛，伴有麻胀感，串至膝关节，同时可触及一滚动的条状物。同侧环跳穴及臀上神经反应点（髂前上棘平行向后 5cm 处）亦有压痛，但较轻微。

本病属中医"痹证"范畴，临床上常见风寒侵袭、瘀血阻滞、痰瘀阻络、肝肾阴虚、脾肾阳虚等证型。本方是治疗瘀血阻滞型的常用处方之一。

活络效灵丹加减：当归五钱，丹参一两，制乳香五钱，制没药五钱，独活三钱，延胡索三钱，鸡血藤一两，川牛膝三钱。

疼痛明显者，加制川乌（先煎）三钱，炙甘草三钱，蜈蚣两条，乌梢蛇三钱；寒象明显者，加制附子（先煎）三钱，细辛两钱，肉桂两钱。

7. 痛经：在行经前后或行经期间，小腹及腰部疼痛，严重时伴有恶心呕吐，甚至昏厥，称为痛经。不因生殖器官器质性病变者称为原发性痛经，常发生于月经初潮后不久的未婚或未孕的年轻妇女；因生殖器官的器质性病变所引起者为继发性痛经，常见于子宫内膜异位症、急慢性盆腔炎或子宫颈狭窄。临床表现：大多出现于月经来潮后

1～2天，常为下腹部阵发性绞痛，有时放射至阴道、肛门、腰部，绞痛常持续数小时，偶有1～2天者，严重时伴有恶心、呕吐、便秘、尿频或腹泻，剧痛时可见面色苍白、手足冰冷、头面冷汗，甚至昏厥，当经血通畅后上述症状渐消。

中医学称此病为"行经腹痛""经前腹痛""经后腹痛"。临床上有气滞血瘀、寒湿凝滞、气血两虚、肝肾亏损等型。活络效灵丹是气滞血瘀型的常用方之一。

活络效灵丹加减：丹参五钱，当归五钱，制乳香三钱，制没药三钱，益母草三钱，白芍五钱，炙甘草一钱半。

经血有黑血块者，加桃仁三钱，红花三钱，香附三钱；腹冷喜按者，加肉桂两钱，吴茱萸三钱，小茴香两钱；气血亏损者，加党参五钱，黄芪六钱，白术五钱，炒山药五钱；肝肾亏损者，加杜仲三钱，补骨脂三钱，熟地黄五钱，山茱萸五钱。

8.宫外孕：正常妊娠时，受精卵着床于子宫体腔内腔。当受精卵于子宫体腔以外着床时，称异位妊娠，习称宫外孕。本病是妇产科常见的急腹症之一，若不及时诊断和积极抢救，可危及生命。异位妊娠的发病率近年上升趋势明显，其中以输卵管妊娠最为常见，占异位妊娠的95％左右。本病的发生与输卵管手术、输卵管炎症、放置宫内节育器、输卵管发育不良或功能异常以及受精卵游走等因素有关。主要临床表现为腹痛、停经、阴道流血、晕厥、休克以及腹部包块。腹腔内出血较多时，呈贫血貌。下腹有明显压痛，尤以患侧为著，但腹肌紧张轻微。宫颈举痛或摇摆痛明显，将宫颈轻微上抬或向左右摇动时引起剧烈疼痛。绒毛膜促性腺激素测定、超声检查、阴道后穹隆穿刺、腹腔镜检查及子宫内膜病理检查等可协助诊断。

本病应属中医"癥积""瘀血"范畴。妇人以血为主,妇科病症多居血分,七情刺激、六欲不节,损伤冲任,致胞络气血运行受阻,胎儿孕育胞宫之外。治疗关键在于活血化瘀及阻止孕胎的发育。活络效灵丹为本病主方之一。

活络效灵丹加减:当归五钱,丹参三钱,乳香三钱,没药三钱,天花粉一两,蜈蚣两条,益母草三钱,三棱三钱,莪术三钱。

气郁明显者,可加陈皮三钱,香附三钱,乌药五钱。

9. 慢性盆腔炎:女性内生殖器官及其周围结缔组织、盆腔腹膜的慢性炎症称慢性盆腔炎,是妇科的常见病。现代医学认为本病由急性盆腔炎未能彻底治愈,病程迁延所致。本病炎症可以局限于一个部位也可几个部位同时发病。常由于久治不愈,反复发作,而影响妇女身心健康,给病人造成较长时期的痛苦。临床表现:反复发作的下腹痛、腹痛、直肠不适、性交痛,分泌物、白带增多,痛经、月经过多。临床体征包括盆腔检查时的触痛和不同程度的附件增厚或肿胀。如果存在盆腔脓肿,应行阴道后穹窿切开引流术,若输卵管卵巢脓肿破裂,有时可能需行急症开腹术。

本病属于中医"月经不调""带下""癥积""不孕"的范畴,认为本病多由经期、产褥期或流产后不注意清洁卫生,病邪乘机侵袭所致。临床上有肾阳虚、湿热下注、肝肾阴虚、气血瘀滞之分。活络效灵丹为治疗气血瘀滞型的常用方之一。

活络效灵丹加减:当归五钱,丹参五钱,制乳香三钱,制没药三钱,川芎三钱,桃仁三钱,赤芍三钱。

腹冷喜按者,加桂枝三钱,肉桂两钱,小茴香两钱;湿热偏盛者,加薏苡仁一两,苍术三钱,红藤五钱,牡丹皮五钱;肝肾阴亏者，加熟地黄五钱，杜仲五钱，山茱萸四钱；肾阳虚者，加仙茅三钱，淫羊藿三钱，杜仲四钱，肉桂两钱，鹿角霜三钱。

10.子宫肌瘤：子宫肌瘤是由于子宫平滑肌组织增生而形成的良性肿瘤，其中含有少量纤维结缔组织。是女性生殖道最常见的肿瘤，多见于中年妇女。根据大量尸体解剖检查，发现30岁以上妇女中20%有大小不等、单个或多个肌瘤存在。本病病因尚不明。但临床资料表明子宫肌瘤好发于生育年龄妇女，且可继续生长和发展，绝经后停止生长以至萎缩，提示子宫肌瘤的生长和发生与雌激素有关；按肌瘤的生长部位可分为宫颈和宫体部肌瘤，大多数为宫体部肌瘤。子宫肌瘤的临床表现常与肌瘤的生长部位、大小、生长速度等有关。常见月经改变，膀胱、输尿管、直肠的压迫症状，腹痛，阴道分泌物增多，不孕，贫血等症状。根据病史、症状和体征，一般典型的肌瘤诊断困难不大，有可疑时，可借助探针探测宫腔深度及方向，输卵管、子宫碘油造影，B超显像及内窥镜等检查协助诊断。常用激素或手术方法治疗。

本病属中医"癥瘕""崩漏"范畴。临床上可分为痰瘀阻络、脾虚痰凝、脾肾阳虚、肝脾阴虚、肝郁气滞等证型。本方适用于痰瘀阻络型的治疗。

活络效灵丹加减：当归五钱，丹参五钱，制乳香五钱，制没药五钱，桃仁三钱，桂枝三钱，白芥子三钱。

便秘者，加大黄（后下）两钱；热盛者，加牡丹皮五钱，黄柏三钱，胆星两钱；伴气滞者，加香附三钱，乌药三钱，厚朴三钱；寒象明显者，加吴茱萸三钱，川椒两钱。

11.阑尾炎：阑尾炎是外科急腹症中最常见的疾病。阑尾腔梗阻后并发感染是其基本病因。引起梗阻的原因有粪石、寄生虫、淋巴组织增生、肿瘤及其他病变。本病分单纯性阑尾炎、化脓性和坏疽穿孔性 3 种。临床表现：起病时常在上腹部或脐周疼痛，数小时后腹痛转移并固定于右下腹，伴有恶心、呕吐、腹泻或便秘，一般只有低热而无寒战，化脓性阑尾炎体温一般亦不超过 38℃。高热多见于阑尾坏死、穿孔或已并发腹膜炎时。检查时右下腹出现腹肌紧张，压痛通常位于麦氏点。反跳痛，即手压下后突然抬起，疼痛更明显。腰大肌征阳性：即左侧卧位右下肢强力后伸，出现右下腹疼痛加剧。常在足三里与上巨虚穴之间有敏感压痛点。血常规：白细胞计数增加，中性粒细胞比例升高。

阑尾炎属中医"肠痈"范畴，其病因病机为气滞血瘀，蕴积化热，热胜肉腐为脓，治宜活血化瘀、解毒排脓，故选用活络效灵丹加味治疗。

活络效灵丹加减：当归三钱，丹参三钱，乳香三钱，没药三钱，桃仁三钱，皂角刺三钱，冬瓜仁五钱，红藤五钱，败酱草五钱。

大便秘结不通者，加大黄三钱，芒硝三钱；热甚者，加栀子三钱，连翘三钱；慢性期，加薏苡仁一两，三棱三钱，莪术三钱。

12. 痔疮肿痛：痔疮是肛门部疾病中最常见的一种，其病因与妊娠、分娩、便秘、腹泻多次、久坐等有关。痔一般原发于齿线上方，初期为痔静脉丛扩张，其表面黏膜无明显改变。继而因有炎症，黏膜可有充血、水肿，甚至糜烂，痔内结缔组织纤维增生。本病临床可分为内痔、外痔、混合痔等。其中血栓性外痔肛门肿痛剧烈，检查见肛管边缘有椭圆形小肿块，表面皮肤暗红，有明显触痛，也需做急症处理。

本病中医也称为"痔疮"，临床常见证型有湿热内蕴、气血不调、瘀血阻滞等。本方适用于瘀血阻滞型。

活络效灵丹加减：当归五钱，丹参五钱，制乳香五钱，制没药五钱，槐花六钱，地榆四钱，生地黄四钱。

湿热盛者，加瓜蒌五钱，黄柏五钱，枳壳三钱；气血虚弱者，加黄芪一两，党参一两，白术六钱，炙甘草两钱。

13. 消化性溃疡：消化性溃疡亦称胃及十二指肠溃疡，是指发生在胃和十二指肠的慢性溃疡，也可发生在食管下段、胃空肠吻合术后的吻合口周围及梅克尔憩室。溃疡的形成和胃酸及胃蛋白酶的消化作用有关。95%以上位于胃和十二指肠。十二指肠溃疡较胃溃疡多见，本病男多于女，多发于青壮年。本病主要表现为上腹部疼痛，时发时止，疼痛主要为长期性和节律性，一般局限于上腹中央，多为钝痛或灼痛，且和饮食有关。胃溃疡疼痛常在饭后半小时发生，经 1～2 小时渐消失。十二指肠溃疡常在饭后 3～4 小时发生，持续不断直至进食或服用制酸剂后缓解，一般在下午或夜间为重。随病情发展可出现恶心、呕吐、嗳气、反酸、流涎等症状。进一步可并发胃及十二指肠大量出血、幽门梗阻或穿孔等。胃溃疡迁延日久有癌变的可能。

本病属于中医学的"胃脘痛""心痛""吞酸""嘈杂"等范畴。有寒邪客胃、肝气犯胃、肝胃郁热、气滞血瘀、胃阴不足、脾胃阳虚、饮食停滞之分。活络效灵丹是治疗血瘀型溃疡的常用方。．

活络效灵丹加减：当归三钱，丹参三钱，乳香三钱，没药三钱，陈皮三钱，白及六钱半，桃仁三钱。

吞酸明显者，加乌贼骨六钱半，瓦楞子六钱半；寒热错杂者，加半夏三钱，黄连两钱，吴茱萸两钱；心烦口干者，加栀子三钱，淡豆豉三钱，石斛三钱。

14.深部静脉炎：深部静脉炎是发生在周围血管的肢体深部组织的感染性疾病。由于感染病灶的细菌栓子随着血液循环被带到肌肉深部组织，或因手术创伤的应激反应、激素影响、血流滞缓等原因使周围血管持久痉挛，影响血管壁本身的滋养血管，管壁因缺血而受损害，导致炎症反应和血栓形成发为本病。临床以疼痛、患肢发凉和感觉异常，皮肤色泽改变（苍白、潮红或发绀）为主要症状，严重者可发生坏疽或溃疡。

深部静脉炎属于中医的"流注"范畴，乃气滞血瘀、热毒壅盛所致。治疗应活血化瘀、消肿止痛、清热凉血，活络效灵丹为其主方之一。

活络效灵丹加减：当归五钱，丹参五钱，乳香五钱，没药五钱，银花五钱，牛膝三钱，牡丹皮五钱，白芍五钱，三棱三钱，莪术三钱。

苔黄腻，湿热盛者，加苍术三钱，黄柏五钱，薏苡仁一两；疼痛甚者，加延胡索三钱，白芷三钱，穿山甲三钱；下肢沉重无力甚者，加杜仲三钱，桑寄生五钱，补骨脂三钱。

15.带状疱疹：带状疱疹系由病毒感染所致的一种皮肤病，其特点为成簇水疱，排列成带状，沿周围神经分布，常为单侧性并伴有神经痛。发病部位常见于胸、腹、四肢及头面部等处。一年四季均可发病，但以春秋二季为多见。已知本病病原系水痘－带状疱疹病毒。临床表现：发疹前常有发热、倦怠、食欲不振等前驱症状，局部先感皮肤灼热、感觉过敏和神经痛，继则皮肤潮红，出现簇集性粟粒大小丘疹，迅速变为水疱，疱膜紧张发亮，中心凹陷，不相融合，皮疹沿神经呈带状分布，多为单侧性。一般数日后干燥结痂，痂落后不留瘢痕，仅有暂时性色素沉着，附近淋巴结往往肿大。

本病在中医学中有"火带疮""蜘蛛疮""蛇串疮""缠腰火

丹""缠腰龙"等名称。多由肝气郁滞，郁久化火与脾经湿热相合，外溢肌肤而发，或因外感邪毒与素体湿热相合，蕴于肌肤而成，可分为肝火型、脾湿型、瘀血型。活络效灵丹为瘀血型主方之一。

活络效灵丹加减：当归三钱，丹参三钱，乳香三钱，没药三钱，柴胡三钱，生地黄三钱，桃仁三钱，泽兰三钱。

肝经湿热盛者，加龙胆草三钱，泽泻三钱，栀子三钱，车前子（包煎）三钱；脾湿盛者，加苍术三钱，半夏三钱，薏苡仁一两，茯苓三钱。

16. 牙痛：牙痛是口腔科临床上最常见的症状，无论是牙齿本身的疾病，或牙周组织以及下颌骨的某些疾病，甚至神经疾患等都可表现为牙痛。临床上多系龋齿、根尖炎、牙髓炎、冠周炎、牙周炎、三叉神经痛等所致。临床表现：牙齿疼痛，咀嚼困难，遇冷、热、酸、甜等刺激则疼痛加重，或伴龋齿，或兼牙龈肿胀，或有龈肉萎缩、牙齿松动、牙龈出血等症状。

本病中医学也称"牙齿痛""牙痛"或"齿痛"，并认为牙痛的病因虽多，但总结起来主要有风热、胃火、肾虚三类，久之致气滞血瘀。针对其病机，选用活络效灵丹，并配伍具有清热解毒利湿功效的中药，往往取得较好的效果。

活络效灵丹加减：丹参五钱，当归五钱，生乳香五钱，生没药五钱，石膏一两，栀子三钱，大黄两钱。

风热盛者，加防风三钱，连翘五钱，白芷三钱；肝火盛者，加龙胆草三钱，黄芩三钱；胃热盛者，加黄芩三钱，黄连两钱；虚火盛者，加黄柏三钱，牛膝三钱，麦门冬五钱。

17. 糖尿病性神经病变：糖尿病性神经病变中，以周围神经病变发病率最高，它可累及感觉、运动及自主神经，而以感觉神经受累为最常见，约有 1／4 的患者有疼痛或痛觉异常。其起病急缓各异，疼痛性质多样，严重程度不一，可间歇或持续性发作。下肢多于上肢，往往在夜间发作。多项研究证实，微血管病变为其主要致病因素。糖尿病时，周围神经滋养血管的管壁出现基底膜增厚，血管内皮细胞增生，透明变性，糖蛋白沉积，管腔狭窄，血流受阻，引起局部缺血，从而导致神经病变。

本病属中医"痹证"范畴，多因气滞血瘀而致，其治疗应以活血化瘀、通络止痛为主要原则，活络效灵丹为其主方之一。

活络效灵丹加减：丹参一两，当归五钱，乳香五钱，没药五钱，三棱三钱，莪术三钱，桃仁三钱，鸡血藤一两。

偏上肢者，加桑枝三钱，片姜黄两钱；偏下肢者，加牛膝三钱，独活三钱，木瓜三钱；气血虚弱者，加黄芪一两，党参五钱；肝肾阴亏者，加山茱萸五钱，熟地黄五钱；阳虚者，加桂枝三钱，制附子三钱；痰瘀互结者，加白芥子三钱，僵蚕三钱，半夏三钱，胆南星两钱。

18. 短暂性脑缺血发作：是指颈动脉或椎－基底动脉系统一过性供血不足，导致供血区的局灶性神经供血障碍，出现相应的症状及体征。病因及发病机制目前有微栓塞、血流动力学改变、颈部动脉受压等多种学说。临床表现：颈动脉型可表现为意识模糊、癫痫大发作或局限性发作、肢体麻木、单瘫、偏瘫同向偏盲、失语、失用、黑朦性交叉性偏瘫等；椎动脉型可表现为眩晕、昏厥、猝倒、黑朦、复视、视物变形、视野缺损、平衡障碍、延髓性麻痹、遗忘、失认等。短暂性脑缺血发作的临床特点：①好发于 50～70 岁，男多于女。②发作突然，历时短暂，一次发作持续数秒至数小时，一般常为 5～20 分钟。③发作间期不留后遗症，但部分患者可有一些轻微体征，如偏瘫、眼震，角膜、咽壁和腱反射不对称，调视、辐辏反射障碍等。④常反复发作，每次发作时出现的局灶症状符合一定血管供应区的脑功能。椎－基底动脉系统短暂性脑缺血发作的复发频度较颈动脉系统为多。诊断：由于短暂性脑缺血发作持续时间很短，多数病人就诊时已无症状及体征，诊断主要根据病史。

本病中医称之为"中风先兆"，也有"小中风""小中""小卒中""中风先期"之称。临床可分为肝阳上亢、气血亏虚、气滞血瘀、肝肾亏损等证型。治宜采用镇肝息风、滋阴潜阳、益气养血、行气化瘀、滋肝益肾等治法。凡以气滞血瘀为主者，可以活络效灵丹为主方治疗。

活络效灵丹加减：丹参一两，当归五钱，乳香五钱，没药五钱，赤芍五钱，川芎三钱。

肝阳上亢，加天麻四钱，钩藤四钱，生代赭石一两，生龙骨五钱，生牡蛎五钱，生龟甲五钱，天门冬五钱；气血亏虚，加黄芪一两，党参五钱；气滞血瘀，加桃仁两钱，红花两钱，地龙三钱；肝肾亏损，加山茱萸四钱，杜仲四钱，泽泻四钱，山药五钱，牛膝五钱，茯苓五钱，枸杞五钱。

19.高脂血症：血浆脂质中一种或多种成分的含量超过正常高限时称高脂血症。由于血浆脂质为脂溶性，必须与蛋白质结合为水溶性复合物而运转全身，所以高脂血症应称"高脂蛋白血症"。临床上分原发性和继发性两大类。原发性是由于脂质和脂蛋白代谢先天性缺陷以及某些环境因素（如饮食、营养、药物等）通过未知的机制引起的。继发性者常继发于未控制的糖尿病、甲状腺功能减退症、肾病综合征、胰腺炎、肝内外胆管梗阻性疾病、慢性肝炎、脂肪肝、痛风、异常球蛋白血症、酒精中毒等，可能由于血浆中脂质和脂蛋白在各种因素的影响下代谢失常所致。本症临床表现不一，个体差异甚大。本症的诊断主要靠实验室检查，其中最主要的是测定血胆固醇和甘油三酯。治疗包括饮食治疗和药物治疗。

高脂血症虽是现代医学的病名，但中医学对其早有认识，病机多为本虚标实，本虚是指本脏虚，标实是有痰浊瘀血，与肝、脾、肾三脏关系最为密切。临床分为痰湿内阻、痰热壅实、脾肾阳虚、肝肾阴虚、肝郁脾虚、痰瘀交阻等6型。本方是痰瘀交阻型常用基本方之一。

活络效灵丹加减：丹参一两，当归五钱，乳香五钱，没药五钱，半夏三钱，瓜蒌五钱，桃仁三钱，红花三钱。

痰浊盛者，加陈皮、胆南星、竹茹、白芥子、莱菔子；胸痛咳嗽者，加郁金、陈皮、贝母。（康锁彬，董尚朴《张锡纯医方精要》）

【注意事项】

二药孕妇及无瘀滞者忌用；多量内服易致恶心呕吐，两者配伍应用时用量皆须相应减少。

常山解

【张锡纯解】

常山性凉，味微苦，善消脾中之痰，为治疟疾要药（疟疾皆系脾中多痰，凡久疟胁下有硬块名疟母者，皆系脾胀兼有痰也）。少服则痰可徐消，若多服即可将脾中之痰吐出。为其多服即作呕吐，故诸家本草皆谓其有毒，医者用之治疟，亦因此不敢多用，遂至有效有不效。若欲用之必效，当效古人一剂三服之法，用常山五六钱，煎汤一大盅，分五六次徐徐温饮下，即可不作呕吐，疟疾亦有八九可愈。

一九一七年，时当仲夏，愚劳碌过度，兼受暑，遂至病疟。乃于不发疟之日清晨，用常山八钱，煎汤一大碗，徐徐温饮之，一次止饮一大口，饮至日夕而剂尽，心中分毫未觉难受，而疟亦遂愈。后遂变汤剂为丸剂。将常山轧细过罗，水泛为丸，桐子大，每服八分，一日之间自晨至暮服五次，共服药四钱，疟亦可愈。若病发时，热甚剧者，可用生石膏一两煎汤，初两次服药时，可用此汤送服。

【现代药理新解】

本品主含常山碱甲、乙、丙，其次还含常山次碱及伞形花内酯等。常山所含生物碱对疟原虫有较强的抑制作用。其中，常山碱丙的抗疟作用最强，约相当于奎宁的 100 倍；常山碱乙次之，约为奎宁的50 倍；常山碱甲最弱，大致与奎宁相等。常山碱乙有抗阿米巴原虫和催吐作用，其催吐作用主要是通过刺激胃肠的迷走与交感神经末梢而反射性地引起的。常山煎剂对人工发热兔有退热作用。常山碱有降压作用。常山水提液对流感病毒有抑制作用。常山碱乙对艾氏腹水癌细胞有明显抑制作用。常山碱有毒，中毒主要表现为恶心、呕吐、腹泻及胃肠黏膜充血出血。

【临床新用】

1. 阿米巴痢疾：用常山 20g，水煎至 150mL 左右，保留灌肠，每晚 1 次，连用 1 周。

2. 兰氏甲第鞭毛虫病：用常山 3～9g，每日 1 剂，分 2～3 次服，连用 7 天。

3. 心律失常：用炒常山 10g，党参、丹参、苦参各 30g，炙甘草15g，柏子仁 10g，每日 1 剂，水煎两次服, 30 天为一疗程，有较好疗效。

【注意事项】

孕妇禁用。

山楂解

【张锡纯解】

山楂味至酸微甘，性平，皮赤肉红黄，故善入血分，为化瘀血之要药。能除疝癖癥瘕，女子月闭，产后瘀血作疼（俗名儿枕疼）。为其味酸而微甘，故能消化饮食积聚，以治肉积尤效。其化瘀之力，更能蠲除肠中瘀滞，下痢脓血，且兼入气分以开气郁痰结，疗心腹疼痛。若以甘药佐之（甘草、蔗糖之类，酸甘相和，有甲己化土之义），化瘀血而不伤新血，开郁气而不伤正气，其性尤和平也。

女子至期月信不来，用山楂两许煎汤，冲化红蔗糖七八钱服之即通，此方屡试屡效。若月信数月不通者，多服几次亦通下。痢疾初得者，用山楂一两，红白蔗糖各五钱，好毛尖茶叶钱半，将山楂煎汤，冲糖与茶叶在盖碗中，浸片时，饮之即愈。

《本草纲目》山楂条后载有两方，一方治肠风下血，若用凉药、热药、补脾药俱不效者，独用山楂为末，艾叶煎汤调下，应手即愈；一方治痘疹干黑危困者，用山楂为末，紫草煎酒调服一钱。

按： 此二方皆有效验，故附载之。

【现代药理新解】

山楂有"北山楂"和"南山楂"之分。北山楂含酒石酸、柠檬酸、山楂酸、黄酮类、内酯、糖类及苷类等；南山楂含柠檬酸、山楂酸、鞣质、皂苷、果糖、维生素C等。山楂能增加胃中消化酶的分泌，促进消化。所含脂肪酶可促进脂肪分解。所含多种有机酸能提高蛋白酶的活性，使肉食易被消化。山楂有收缩子宫、强心、抗心律失常、增加冠脉血流量、扩张血管、降低血压、降血脂等作用，对痢疾杆菌及大肠杆菌有较强的抑制作用。

【临床新用】

1. 消化不良：用于食滞中阻及脾胃虚弱引起的各种病症，尤其适用于肉食积滞。单用山楂，或大山楂丸、保和丸等。

2. 冠心病、心绞痛：山楂、山楂制剂及所含成分黄酮类化合物制剂，用于治疗冠心病、心绞痛，能减轻心绞痛的临床症状。

3. 高脂血症、动脉粥样硬化：山楂煎剂、粗粉、制剂及山楂制成的食品均可用于治疗高脂血症。

4. 声带息肉：山楂100g，每日1剂。声带水肿，加车前子30g，胖大海20g，水煎服，每日1剂。

5. 急、慢性肾炎：山楂100～120g，每日1剂，水煎分3次服，连用10日，一般服药后2～4小时即产生利尿作用，2～5日腰痛减轻，浮肿消退，食欲增加。用上方治疗急、慢性肾炎，疗效好。

【注意事项】

有胃切除患者食用山楂致肠梗阻及山楂导致胃结石的报道。

石榴解

【张锡纯解】

石榴有酸甜二种，以酸者为石榴之正味，故入药必须酸者。其性微凉，能敛戢肝火，保合肺气，为治气虚不摄，肺痨喘嗽之要药。又为治肝虚风动，相火浮越之要药。若连皮捣烂煮汤饮之，又善治大便滑泻、小便不禁、久痢不止、女子崩带，以其皮中之液最涩，故有种种诸效也。

【验案】

周姓叟，年近七旬，素有劳疾，且又有阿片嗜好。于季秋患温病，阳明腑热炽盛，脉象数而不实，喘而兼嗽，吐痰稠黏，投以白虎加人参汤，以生山药代粳米，一剂大热已退，而喘嗽仍不愈，且气息微弱似不接续。其家属惶恐以为难愈，且谓如此光景难再进药。愚曰："此次无须用药，寻常服食之物即可治愈。"为疏方用生怀山药两半，酸石榴自然汁六钱，甘蔗自然汁一两，生鸡子黄四个，先将山药煎取清汤一大碗，再将余三味调入碗中，分三次温饮下，尽剂而愈。后屡用此方治愈多人，遂将其方登于《衷中参西录》，名之曰宁嗽定喘饮。

门生高如璧之父，曾向愚问治泄泻方，语以酸石榴连皮捣烂，煮服甚效。后岁值壬寅，霍乱盛行，有甫受其病泄泻者，彼与以服酸石榴方，泄泻止而病亦遂愈。盖霍乱之上吐下泻，原系肝木挟外感之毒克伐脾胃，乃当其病势犹未横恣，急以酸石榴敛戢肝木，使不至助邪为虐致吐泻不已，则元气不漓，自可以抗御毒菌，况酸石榴之味至酸，原有消除毒菌之力乎（凡味之至酸者，皆善消）古方治霍乱多用木瓜，取其酸能敛肝也，酸石榴之酸远胜木瓜，是以有效也。

邻村张氏妇，年过四旬，素患肺痨喘嗽，夜不安枕者已数年矣。无论服何药皆无效验。一晚偶食酸石榴，觉夜间喘嗽稍轻，从此每晚服之，其喘嗽日轻一日，连服过三月，竟脱然无累矣。

【现代药理新解】

石榴汁和石榴皮均具有强大的抗氧化作用，石榴汁、石榴皮和石榴籽油含有微量的雌激素，既可用于更年期综合征及其后遗症的治疗，也具有防癌功效，包括抑制肿瘤细胞增殖、抑制肿瘤细胞入侵及抑制肿瘤细胞血管生成等作用，而以上作用都可能与该植物的抗炎效应有关。果皮含鞣质 10.4%～21.3%，还含伪石榴碱、异石榴皮碱、甲基异石榴皮碱、异槲皮苷、甘露醇、没食子酸、草酸钙等。石榴皮煎剂在试管内对痢疾杆菌、志贺杆菌、金黄色葡萄球菌、溶血性链球菌、霍乱弧菌、绿脓杆菌、伤寒杆菌、结核杆菌及多种皮肤真菌都有抑制作用。盐酸石榴碱对绦虫有杀灭作用。

【临床新用】

1. 多种感染性炎症：将石榴皮制成 100% 煎液，烘干研粉装胶囊口服，每日 3 次，每次 1～2 粒。据报道，用上方治疗肠炎、胆道感染、急慢性气管炎、肺部感染、慢性阑尾炎、淋巴结炎、多发性疖肿，外伤性感染等共 415 例，总有效率为 91.5%。

治疗烧伤，用石榴皮 500g，洗净加水 500mL，文火煎成 250mL，过滤，加少许防腐剂备用。用本药浸湿的纱布多块贴于创面（纱布之间留 1cm 间隙），如无渗液，不必换药。痊愈时纱布自行脱落。

2. 阿米巴痢疾：可用本品水煎服；或内服兼灌肠。

3. 慢性肠炎：可单用本品，或与木香、黄连、生姜等配伍。以本品煎剂，加抗生素灌肠，可用于溃疡性结肠炎的治疗。

4. 银屑病：石榴皮 200g，炒炭研末调和紫草油（紫草 30g，植物油 200g 浸渍 7 天即成）。涂搽皮损处，每日 2 次，用药 2 周。

【注意事项】

1.本品含鞣质较多，刺激胃黏膜，容易引起恶心、呕吐。

2.对视神经有特殊的毒性作用，在治疗量时，可发生头晕，中毒时可有瞳孔散大、视力障碍。

3.服用本品驱虫时，忌服油类泻剂及含有油脂的食物。

龙眼肉解

【张锡纯解】

龙眼肉味甘，气香，性平，液浓而润，为心脾要药。能滋生心血（凡药之色赤液浓而甘者，皆能生血），兼能保合心气（甘而且香者，皆能助气），能滋补脾血（味甘归脾），兼能强健脾胃（气香能醒脾），故能治思虑过度，心脾两伤（脾主思，过思则伤脾）。或心虚怔忡，寝不成寐，或脾虚泄泻，或脾虚不能统血，致二便下血。为其味甘能培补脾土，即能有益肺金（土生金），故又治肺虚劳嗽，痰中带血，食之甘香适口，以治小儿尤佳。

【验案】

一少年心中怔忡，夜不能寐，其脉弦硬微数，知其心脾血液短也，俾购龙眼肉，饭甑蒸熟，随便当点心，食之至斤余，病遂除根。

一六七岁童子，大便下血，数月不愈，服药亦无效。亦俾蒸熟龙眼肉服之，约日服两许，服旬日全愈。

一妇人年四十许，初因心中发热，气分不舒，医者投以清火理气之剂，遂泄泻不止。更延他医投以温补之剂，初服稍轻，久服则泻仍不止，一日夜四五次，迁延半载以为无药可医。后愚为诊视，脉虽濡弱而无弦数之象，知犹可治。但泻久身弱，虚汗淋漓，心中怔忡，饮食减少，踌躇再四，为拟方用龙眼肉、生山药、炒白术各一两，补脾兼补心肾，数剂泻止，而汗则加多。遂于方中加生龙骨、生牡蛎各六钱，两剂汗止，又变为漫肿。盖从前泻时小便短少，泻止后小便仍少，水气下无出路，故蒸为汗，汗止又为漫肿也，斯非分利小便使水气下行不可。特其平素常觉腰际凉甚，利小便之药，凉者断不可服，遂去龙骨、牡蛎，加椒目三钱，连服十剂全愈。

【现代药理新解】

本品含葡萄糖、蔗糖、酒石酸、腺嘌呤、胆碱及蛋白质等。能刺激造血系统，有增加红细胞、白细胞和升高血小板的作用。其煎剂在体外对痢疾杆菌有抑制作用。

【临床新用】

1. 神经衰弱、心悸、失眠：可用归脾汤。或单用本品，每次 30～60g。

2. 再生障碍性贫血、血小板减少性紫癜：可服用归脾汤。

柏子仁解

【张锡纯解】

柏子仁味微甘微辛，气香性平，多含油质。能补助心气，治心虚惊悸怔忡；能涵濡肝木，治肝气横恣胁疼；滋润肾水，治肾亏虚热上浮；虽含油质甚多，而性不湿腻，且气香味甘实能有益脾胃，《本经》谓其除风湿痹，胃之气化壮旺，由中四达而痹者自开也。其味苦而兼辛，又得秋金肃降之气，能入肺宁嗽定喘，导引肺气下行。统言之，和平纯粹之品，于五脏皆有补益，故《本经》谓安五脏也。宜去净皮，炒香用之，不宜去油。

徐灵胎曰："柏得天地坚刚之性以生，不与物变迁，经冬弥翠，故能宁心神、敛心气，而不为邪风游火所侵克也。"又曰："人之生理谓之仁，仁藏于心，物之生机在于实，故实亦谓之仁，凡草木之仁，皆能补心气，以类相应也。"

周伯度曰："柏为百木之长，叶独西指，是为金木相媾，仁则色黄白而味甘辛，气清香有脂而燥，虽润不腻，故肝得之而风虚能去；脾得之而湿痹能通；肺得之而大肠虚秘能已。《金匮》竹皮大丸，喘加柏实者，肺病亦肝病也。盖妇人乳中烦呕，是肝气之逆，逆则不下归肾而上冲肺，柏实得西指之气，能降肺以戢肝，喘宁有不止者乎？此与他喘证不同，故用药亦异也。"

凡植物皆喜阳光，故树杪皆向东南，柏树则独向西北（不但西指）。西北者，金水合并之方也。且其实成于秋而采于冬，饱经霜露，得金水之气尤多。肝脏属木，中寄相火，性甚暴烈，《内经》名为将军之官，如骄将悍卒，必恩威并用而后能统驭之。柏子仁既禀金水之气，水能滋木，如统师旅者之厚其饷也；金能镇木，如统师旅者之严其律也。滋之镇之，则肝木得其养兼得其平，将军之官安其职矣。《本经》谓柏实能安五脏，而实于肝脏尤宜也。曾治邻村毛姓少年，其肝脏素有伤损，左关脉独微弱，一日忽胁下作疼，俾单用柏子仁一两，煎汤服之立愈。观此，则柏子仁善于理肝可知矣。

【现代药理新解】

柏子仁含脂肪油约14％，并含少量挥发油、皂苷。因含大量脂肪油，故有润肠通便作用。本品具有明显的中枢镇静作用，能促进睡眠，对基底核破坏损伤造成的学习和记忆障碍有明显的改善作用。此外，还有抗心律失常的作用。

【临床新用】

1. 神经衰弱：常与黄芪、人参、茯苓、茯神、当归、川芎、酸枣仁、远志、半夏曲、肉桂、五味子、甘草、生姜、大枣配伍。

2. 斑秃：柏子仁、何首乌、当归等份，三药晒干或烘干后，混合研成细末，过筛，炼蜜为丸（一般细末与炼蜜之比为 1∶1），每丸重9g，口服，每次 1 丸，每日 3 次。

3. 便秘：治疗老年便秘、习惯性便秘、产后便秘，常与松子仁、郁李仁、杏仁、桃仁、陈皮配伍，亦可与当归、菟丝子等同用。

大枣解

【张锡纯解】

大枣味甘微辛，性温，其津液浓厚滑润，最能滋养血脉、润泽肌肉、强健脾胃、固肠止泻、调和百药，能缓猛药健悍之性，使不伤脾胃。是以十枣汤、葶苈大枣汤诸方用之。若与生姜并用，为调和营卫之妙品，是以桂枝汤、柴胡汤诸方用之。《本经》谓其能安中者，因其味至甘能守中也。又谓其能通九窍者，因其津液滑润且微有辛味，故兼有通利之能也。谓其补少气少津液者，为其味甘能益气，其津液浓厚滑润，又能补人身津液之不足也。虽为寻常食品，用之得当能建奇功。

周伯度曰："生姜味辛色黄，由阳明入卫；大枣味甘色赤，由太阴入营。其能入营由于甘中有辛，惟能甘守之力多，得生姜乃不至过守；

生姜辛通之力多，得大枣乃不至过通，二药并用所以为和营卫主剂。"

《本经》名之为大枣者，别于酸枣仁之小枣也。凡枣之酸者皆小，甘者皆大，而大枣又非一种，约以生食不脆，干食肉多，味极甘者为入药之品。若用为服食之物，而日日食之者，宜先用水将枣煮两三沸，迟一点钟将枣捞出（此时尝其煮枣之水甚苦，故先宜将苦水煮出），再用饭甑上蒸熟，则其味甘美，其性和平，可以多服久服，不至生热。

【验案】

邑中友人赵厚庵，身体素羸弱，年届五旬，饮食减少，日益消瘦，询方于愚，俾日食熟大枣数十枚，当点心用之。后年余觌面貌较前丰腴若干。自言："自闻方后，即日服大枣，至今未尝间断，饮食增于从前三分之一，是以身形较前强壮也。"

表叔高福亭先生，年过五旬，胃阳不足，又兼肝气郁结，因之饮食减少，时觉满闷，服药半载，毫无效验。适愚远游还里，觌面谈及，俾用大枣六斤，生姜一斤，切片，同在饭甑蒸熟，臼内捣如泥，加桂枝尖细末三两，炒熟麦面斤半，和匀捏成小饼，炉上炙干，随意当点心服，尽剂而愈。

【现代药理新解】

大枣含蛋白质，糖类，有机酸，黏液质，维生素C及维生素P，微量钙、磷、铁和多种氨基酸等。有提高体内单核－吞噬细胞系统吞噬功能、保护肝脏、增强肌力和增加体重等作用。

【临床新用】

1.高胆固醇血症：用大枣15枚，配鲜芹菜根10个，捣碎煎服，对降低胆固醇有一定效果。

2.镇静及催眠：治癔症，用大枣 10 枚，小麦 60g，生甘草 9g。水煎服，每日服 1 剂。

3.结核性渗出性胸膜炎：本品 10 枚置于 200mL 冷水中煮沸去核，再用文火继续煮 15 分钟，再将大戟、甘遂、芫花各 3g 研末入汤内，早晨空腹服。

4.慢性胃炎：可与党参、白术配伍。

5.紫癜：治疗非血小板减少性紫癜（包括单纯性紫癜和过敏性紫癜），持续大剂量单味煎服本品，有较好疗效。也可内服生红枣，每次 10 枚，每日 3 次，一般 4～7 天紫癜消退。

核桃仁解

【张锡纯解】

核桃仁味微甘，气香，性温。多含油质，将油榨出，须臾即变黑色。为滋补肝肾、强健筋骨之要药，故善治腰疼腿疼，一切筋骨疼痛。为其能补肾，故能固齿牙、乌须发，治虚劳喘嗽，气不归元，下焦虚寒，小便频数，女子崩带诸证。其性又能消坚开瘀，治心腹疼痛，砂淋、石淋杜塞作疼，肾败不能漉水，小便不利。或误吞铜物，多食亦能消化。又善消疮疽及皮肤疥癣、头上白秃，又能治疮毒深入骨髓，软弱不能步履。

核桃多脂而色黑，其善于补骨，更能补骨中之髓。曾治一幼童，五龄犹不能行，身多疮疡，治愈复发，知其父素有梅毒，此系遗传性病在骨髓也。为疏方每剂中用核桃仁八钱，佐以金银花、白鲜皮、土茯苓、川贝母、玄参、甘草诸药，如此方少有加减，服药二十余剂，其疮皆愈，从此渐亦能行步矣。

古方治虚寒喘嗽、腰腿酸痛，用核桃仁二十两烂研，补骨脂十两酒蒸为末，蜜调如饴，每晨酒服一大匙，不能饮者热水调服。汪切庵谓：补骨脂属火，入心包、命门，能补相火，以通君火、暖丹田、壮元阳；核桃属木，能通命门、利三焦、温肺润肠、补养气血，有木火相生之妙。愚常用之以治下焦虚寒之证，诚有奇效。

又前方加杜仲一斤，生姜炒蒜四两，同为丸，名青娥丸。治肾虚腰疼，而此方不但治肾虚腰疼也，以治虚寒腿疼亦极效验。曾治一妪年过六旬，腿疼年余不愈，其脉两尺沉细，俾日服青娥丸月余全愈。

【现代药理新解】

本品含脂肪油，其中主要为亚油酸甘油酯，混有少量亚麻酸及油酸甘油酯。另含蛋白质、碳水化合物，以及微量的钙、磷、铁及胡萝卜素、维生素B_2等。有镇咳作用。给犬喂食，可使其体重快速增加，并能使血清蛋白增加，而血胆甾醇水平升高较慢，可能是因为其影响胆甾醇的体内合成及氧化、排泄。

【临床新用】

1. 便秘：治血虚、津枯所致的肠燥便秘，单用本品或与火麻仁、当归、肉苁蓉等配伍应用。

2. 骨质增生：常与补骨脂、杜仲、大蒜或萆薢配伍，如青娥丸、胡桃汤。

3. 慢性心衰：以本品同补骨脂研末，蜜调服。

4. 皮炎及湿疹：用于无继发感染的各种皮炎、湿疹的急性渗出糜烂期或亚急性期，把本品捣烂，用铁锅炒至焦黑出油为度，用乳钵研成糊状，外敷。亦可用本品30g，配氧化锌软膏（氧化锌、滑石粉各

25%，凡士林 50%）加至 100g，外搽，每日 1～2 次。

五味子解

【张锡纯解】

五味子性温，五味俱备，酸咸居多。其酸也能敛肺，故《本经》谓主咳逆上气；其咸也能滋肾，故《本经》谓其强阴、益男子精。其酸收之力，又能固摄下焦气化，治五更泄泻、梦遗失精及消渴小便频数，或饮一溲一，或饮一溲二。其至酸之味，又善入肝，肝开窍于目，故五味子能敛瞳子散大。然其酸收之力甚大，若咳逆上气夹有外感者，须与辛散之药同用（若干姜、生姜、麻黄、细辛诸药），方能服后不至留邪。凡入煎剂宜捣碎，以其仁之味辛与皮之酸味相济，自不至酸敛过甚，服之作胀满也。

邹润安曰："《伤寒论》中凡遇咳者，总加五味子、干姜，义甚深奥，经云'脾气散精，上归于肺'，是故咳虽肺病，而其源实主于脾，惟脾家所散上归之精不清，则肺家通调水道之令不肃，后人治咳但知润肺消痰，不知润肺则肺愈不清，消痰则转能伤脾，而痰之留于肺者究莫消也。干姜温脾肺是治咳之来路，来路清则咳之源绝矣；五味使肺气下归于肾是治咳之去路，去路清则气肃降矣。合两药而言，则为一开一阖，当开而阖是为关门逐盗；当阖而开则恐津液消亡，故小青龙汤及小柴胡汤、真武汤、四逆散之兼咳者皆用之，不嫌其表里无别也。"

【现代药理新解】

本品有"北五味子"和"南五味子"之别。北五味子主含挥发油、有机酸、鞣质、维生素、糖及树脂等。种子挥发油中的主要成分为五味子素。本品对神经系统各级中枢均有兴奋作用，对大脑皮层的兴奋和抑制过程均有影响，使之趋于平衡。对呼吸系统有兴奋作用，有镇咳和祛痰作用。能降低血压。能利胆，降低血清转氨酶，对肝细胞有保护作用。有与人参相似的适应原样作用，能增强机体对非特异性刺激的防御能力。对金黄色葡萄球菌、肺炎杆菌、肠道沙门菌、绿脓杆菌等均有抑制作用。

【临床新用】

1.病毒性肝炎：用五味子研末，每次服 3g，每日服 3 次，疗程 1 个月左右，降低谷丙转氨酶作用明显。在服药期间，转氨酶降至一定水平后不再降，或治疗效果不明显时，可加量至每日服 12～18g。用五味子丸剂，也有较好的疗效。

核油胶囊、五味子蜜丸、五味子核仁醇提物片剂和胶囊剂以及联苯双酯对慢性活动性肝炎、迁延型肝炎、急性无黄疸型肝炎均有明显的治疗作用，降酶近期疗效好，停药过早有反跳现象。

2.神经官能症：常与生地黄、酸枣仁、人参、玄参、天冬、麦冬、当归、茯苓、远志、桔梗配伍，以调节中枢神经，如天王补心丹。

3.眼科：五味子可用于多种眼病的治疗，能改善视力，提高夜间和暗处视力。

4.脱水：用于脱水所引起的气津两伤，与麦冬、人参配伍以补气生津，如生脉散。

5.肠道感染：治疗急性细菌性痢疾和其他肠道感染，服用五味子或五味子其他制剂，有良好的疗效。对于慢性肠炎、菌痢、消化不良、久泻不止者，可与补骨脂、吴茱萸、肉豆蔻等配伍。

6.泌尿系疾患：泌尿系感染湿热下注者，可重用本品 30g 合八正散。慢性肾炎和肾衰竭属肾阴亏损者，重用本品 30g 合六味地黄汤同用。

7.儿童遗尿症：五味子、乌药等量研末，每次 5g，用酒精调糊敷脐部，治疗儿童遗尿症 38 例，总有效率为 92.1%。

8.用于催产：作用性质与催产素相似。服用 70% 五味子酊剂，每次 20～25 滴，每小时 1 次，连服 3 次，催产效果良好。

9.盗汗：双五子糊剂（五味子、五倍子等量共研，酒精调糊）贴脐部，治疗盗汗、自汗病人 50 例，总有效率为 91%，尤宜小儿使用。

10.哮喘：五味子配伍地龙、鱼腥草煎服，治疗重度哮喘 50 例，有较好的疗效。

萆薢解

【张锡纯解】

萆薢味淡，性温，为其味淡而温，故能直趋膀胱温补下焦气化，治小儿夜睡遗尿，或大人小便频数，致大便干燥。其温补之性，兼能涩精秘气，患淋证者禁用。

萆薢为治失溺要药，不可用之治淋，先哲早有名论，如《名医别录》谓萆薢治阴痿、失溺、老人五缓，盖失溺之证膀胱之括约筋少约束之力，此系筋缓之病，实为五缓之一，萆薢善治五缓，所以治之。拙拟醒脾升陷汤中，曾重用萆薢以治小便频数不禁，屡次奏效，是萆薢为治失溺之要药可知也。而萆薢分清饮竟用之以治膏淋，何其背谬若是? 愚在籍时, 临村有病淋者, 医者投以萆薢分清饮两剂, 其人小便滴沥不通。再服各种利小便药皆无效。后延愚诊治, 已至十日, 精神昏愦, 毫无知觉, 脉数近十至, 按之即无, 因谓其家人曰:"据此脉论, 即小便通下, 亦恐不救。"其家人恳求甚切, 遂投以大滋真阴之剂, 以利水之药佐之。灌下移时, 小便即通, 床褥皆湿。再诊其脉, 微细欲无, 愚急辞归。后闻其人当日即亡。近又在津治一淋证, 服药十剂已愈, 隔两月病又反复, 时值愚回籍, 遂延他医治疗, 方中亦重用萆薢。服两剂, 小便亦滴沥不通, 服利小便药亦不效。遂屡用西法引溺管兼服利小便之药, 治近一旬, 小便少通滴沥, 每小便一次, 必须两小时。继又服滋阴利水之药十剂始全愈。

【现代药理新解】

萆薢含薯蓣皂苷等多种甾体皂苷, 总皂苷水解后生成薯蓣皂苷元等。此外, 还含鞣质、淀粉、蛋白质等。薯蓣皂苷、克拉塞林苷均有抗真菌作用。

【临床新用】

1. 泌尿系感染及结核:对于小便不利、淋漓涩痛等, 常与茯苓、石菖蒲、车前子、黄柏、白术、莲子心配伍, 如《医学心悟》之萆薢分清饮。

2. 风湿性关节炎:属风寒者, 可与附子配伍;属湿热者, 可与桑枝、秦艽、薏苡仁配伍。

3. 乳糜尿:亦可用萆薢分清饮。

4. 前列腺炎:粉萆薢、菟丝子、沙苑子、益智仁、山药、牛膝、茯苓、泽泻、乌药、石菖蒲、车前子、甘草梢, 水煎, 日服1剂。

鸡内金解

【张锡纯解】

鸡内金其味酸而性微温，中有瓷、石、铜、铁皆能消化，其善化瘀积可知。《内经》谓："诸湿肿满，皆属于脾。"盖脾中多回血管，原为通彻玲珑之体，是以居于中焦以升降气化，若有瘀积，气化不能升降，是以易致胀满。用鸡内金为脏器疗法，若再与白术等分并用，为消化瘀积之要药，更为健补脾胃之妙品，脾胃健壮，益能运化药力以消积也。且为鸡内金不但能消脾胃之积，无论脏腑何处有积，鸡内金皆能消之，是以男子痃癖、女子癥瘕，久久服之皆能治愈。又凡虚劳之证，其经络多瘀滞，加鸡内金于滋补药中，以化其经络之瘀滞而病始可愈。至以治室女月信一次未见者，尤为要药。盖以其能助归、芍以通经，又能助健补脾胃之药，多进饮食以生血也。

鸡内金又为治女子干血劳要药。盖女子干血劳之证，最为难治之证也，是以愈者恒少，惟善用鸡内金者，则治之多能奏效。愚向为妇女治病，其廉于饮食者，恒白术与鸡内金并用。乃有两次遇有用此药者，一月间月信来三次，恍悟此过用鸡内金之弊也。盖鸡内金善化瘀血，即能催月信速于下行也。然月信通者服之，或至过通；而月信之不通者服之，即不难下通。况《内经》谓"中焦受气取汁，变化而赤，是为血"，血之来源原在脾胃能多消饮食。鸡内金与白术并用，原能健脾胃以消饮食也。况脾胃为后天之本，居中央灌溉四旁。此证之多发劳嗽者，脾虚肺亦虚也；多兼灼热者，脾虚而肾亦虚也。再加山药、地黄、枸杞诸药以补肺滋肾，有鸡内金以运化之，自能变其浓厚之汁浆为精液，以灌注于肺肾也。迨至服药日久，脏腑诸病皆愈，身体已渐复原，而月信仍不至者，不妨再加䗪虫、水蛭诸药。如嫌诸药之猛悍，若桃仁、红花亦可以替代。然又须多用补正之药品以驾驭之，始能有益而无害也。愚向曾本此意拟一方，名资生通脉汤。

【验案】

沈阳城西龚庆龄，年三十岁，胃脘有硬物杜塞，已数年矣。饮食减少，不能下行，来院求为诊治，其脉象沉而微弦，右部尤甚。为疏方用鸡内金一两，生酒曲五钱，服数剂硬物全消。

奉天大东关史仲埙，年近四旬，在黑龙江充警察署长，为腹有积聚，久治不愈，还奉求为诊治。其积在左胁下，大径三寸，按之甚硬，时或作疼，呃逆气短，饮食减少，脉象沉弦。此乃肝积肥气之类。俾用生鸡内金三两，柴胡一两，共为末，每服一钱半，日服三次，旬余全愈。

奉天海龙秦星垣，年三十余，胃中满闷，不能饮食，自觉贲门有物窒碍，屡经医治，分毫无效。脉象沉牢，为疏方鸡内金六钱，白术、代赭石各五钱，乳香、没药、丹参各四钱，生桃仁二钱，连服八剂全愈。星垣喜为登报声明。

奉天大东关宋氏女，年十九岁，自十七岁时，胃有瘀滞作疼，调治无效，浸至不能饮食。脉象沉而无力，右部尤甚，为疏方鸡内金一两，生酒曲、党参各五钱，三棱、莪术、知母各三钱，樗鸡（俗名红娘子）十五个，服至八剂，大小二便皆下血，胃中豁然，其疼遂愈。

盐山龙潭庄李氏妇，年近三旬，胃脘旧有停积，数年不愈，渐大如拳，甚硬，不能饮食。左脉弦细，右脉沉濡。为疏方鸡内金八钱，生黄芪六钱，三棱、莪术、乳香、没药各三钱，当归、知母各四钱，连服二十余剂，其积全消。

友人毛仙阁治一孺子，自两三岁时腹即胀大，至五六岁益加剧，面目黄瘦，饮食减少，俗所谓大肚痞也。仙阁见拙拟期颐饼方后载，若减去芡实，可治小儿疳积痞胀、大人癥瘕积聚，遂用其方（方系生鸡内金细末三两，白面半斤，白砂糖不拘多少，和作极薄小饼，烙至焦熟，俾作点心服之），月余全愈。

愚之来奉也，奉天税捐局长齐自芸先生为之介绍也。时先生年已七旬，而精神矍铄，公余喜观医书，手不释卷。岁在戊午，天地新学社友人，将《医学衷中参西录》初期稿印行于奉天，先生见书奇尝之。适于局中书记之夫人患癥瘕证，数年不愈，浸至不能起床，向先生求方，先生简书中理冲汤方与之。且按方后所注，若身体羸弱，脉象虚数者，去三棱、莪术，将方中鸡内金改用四钱，服至十余剂全愈。先生遂购书若干遍送友人，因联合同志建立达医院延愚来奉矣。

【现代药理新解】

本品含胃激素、角蛋白、氨基酸以及微量胃蛋白酶、淀粉酶等。口服鸡内金粉后，胃液的分泌量、酸度和消化力均增高，胃运动加强、排空加快。其酸提取液或煎剂能加速从尿中排出放射性锶。

【临床新用】

1. 斑秃：鸡内金（炒研）100g，每服1.5g，每日2次，饭前温开水送下，一般服20天即可见效。

2. 胆结石：常与金钱草、郁金、芒硝等药配伍应用。

3. 胃石症：生鸡内金150～300g，研末，分3次随三餐进食，也可用米汤调糊服下。治疗此病，一般1～3天症状可完全消失。

4. 泌尿系结石：鸡内金30g，瞿麦15g，川芎9g，川牛膝10g，台乌药9g，煎2次取汁浓缩成120mL，分3次服，连用2～3个月。

服药后饮水，跳跃 5 分钟。

5. 消化性溃疡：鸡内金 100g，青黛 100g，共研为细末，每服 6～10g，可装胶囊，每日服 2 次，用适量蜂蜜冲服，疗效满意。

6. 慢性萎缩性胃炎：亦可用上方，或于方中酌加黄连 50g，共研为细末，用量用法同上方。

7. 扁平疣：生鸡内金 20g，加水 200mL，浸泡 2～3 天，外搽患处，每日 5～6 次。

穿山甲解

【张锡纯解】

穿山甲味淡，性平，气腥而窜，其走窜之性无微不至，故能宣通脏腑、贯彻经络、透达关窍，凡血凝血聚为病皆能开之。以治疔痈，放胆用之，立见功效。并能治癥瘕积聚，周身麻痹，二便闭塞，心腹疼痛。若但知其长于治疮，而忘其他长，犹浅之乎视穿山甲也。

疔痈初起未成脓者，愚恒用穿山甲、皂刺各四钱，花粉、知母各六钱，乳香、没药各三钱，全蜈蚣三条，服之立消。以治横痃（鱼口便毒之类），亦极效验。其已有脓而红肿者，服之红肿即消，脓亦易出。至癥瘕积聚，疼痛麻痹，二便闭塞诸证，用药治不效者，皆可加穿山甲做向导。友人黄星楼谓，身上若有血箭证，或金伤出血不止者，敷以穿山甲末立止，屡次用之皆效，蛤粉炒透用，惟以之熬膏药用生者。

【现代药理新解】

穿山甲不仅含有大量的氨基酸，而且含有锌、钠、钛、钙、铅、硅、磷、铁、锰、铬、镁、镍、铜、钒、硼、铝、钼、锡等 18 种常量和微量元素。这些微量元素在调节心血管系统功能，神经－内分泌系统功能、免疫系统功能方面均具有重要意义。穿山甲片的水提液有显著的抗炎作用，穿山甲中分离的环二肽能提高耐缺氧的能力。穿山甲水提醇沉制剂可直接扩张血管，减低外周阻力；穿山甲煎剂可明显延长凝血时间，降低血黏度。

【临床新用】

1. 用于止血：将穿山甲洗净晒干，用植物油炸成黄色（不宜过火），经日晒或自然挥发除去油质，研成细末（越细越干燥效果越好），分装于瓶内，高压灭菌，再入烤箱内干燥即成。用时将出血处沾干，迅速把止血粉均匀地撒在出血部位上（包括动脉出血），轻轻加压包扎。一般能在 1～5 分钟内完全止血。需缝合的伤口，把多余的止血粉用消毒盐水轻轻冲出后即可缝合（经动物实验证明，穿山甲粉缝于组织内可以完全吸收）。用于疝修补、阑尾切除、胃次全切除、骨瘤切除、脊椎骨折钢板固定、截肢等 37 例手术，有 36 例获得满意的止血效果，只有 1 例直肠息肉摘除后因不好压迫而效果不佳。

2. 早期肝硬化：炮穿山甲、䗪虫 100g，水蛭 75g，大黄 50g，共研细末，水泛为丸，每服 5g，每日服 2～3 次（亦可装胶囊，每服 3g，每日服 3 次），温开水送服。一般服 2 个月为一疗程。

3. 子宫肌瘤：炮穿山甲 300g，生水蛭 180g，大黄炭 180g，黄药子 100g，白芥子 90g，细辛 30g，紫草 200g，黄蜡 800g，粉碎炼蜜为丸，每丸重 6g，早晚各服 1 丸。

4. 卵巢囊肿：穿山甲 100g，生水蛭 60g，三棱、莪术、白芥子各 30g，肉桂 20g，诸药制粉，入黄蜡 200g 为丸，每次服 5～6g，早晚温开水送服。1 个月为一疗程。

5. 前列腺增生症：以 6∶4 的穿山甲（炒）、肉桂制成散剂，每日 2 次，每次 10g，蜜水冲服。一般服药 10 天左右即可见效。

6. 不射精症：穿山甲、地龙、当归、白芍、甘草各等份，蜈蚣 1/2 份，共研细末，每日服 2 次，每次 5g。并配合针灸中极、涌泉等穴，每日 1 次。

7. 脑梗死：穿山甲 30g，生水蛭 30g，制马钱子 3g，黄芪 30g，研末，每次服 2～3g。病程短、神经损害轻者，疗效好。

【注意事项】

气血虚弱、痈疽已溃者及孕妇禁服。

蜈蚣解

【张锡纯解】

蜈蚣味微辛，性微温，走窜之力最速，内而脏腑外而经络，凡气血凝聚之处皆能开之。性有微毒，而转善解毒，凡一切疮疡诸毒皆能消之。其性尤善搜风，内治肝风萌动，癫痫眩晕，抽掣瘈疭，小儿脐风；外治经络中风，口眼歪斜，手足麻木。为其性能制蛇，故又治蛇症及蛇咬中毒。外敷治疮甲（俗名鸡眼，为末服之，以生南星末醋调服四周），用时宜带头足，去之则力减，且其性原无大毒，故不妨全用也。蜈蚣最善搜风，贯穿经络脏腑无所不至，调安神经又具特长，是以善理神经。而其性甚和平，从未有服之觉瞑眩者。曾治一人，年三十余，陡然口眼歪斜，其受病之边，目不能瞬，俾用蜈蚣二条为末，防风五钱，煎汤送服，三剂全愈。审斯则蜈蚣逐风之力，原迥异于他药也。且其功效，不但治风也，愚于疮痈初起甚剧者，恒加蜈蚣于托药之中，莫不随手奏效。虽本草谓有坠胎之弊，而中风抽掣，服他药不效者，原不妨用。《内经》所谓"有故无殒，亦无殒也"。

【验案】

一媪年六旬，其腿为狗咬破受风，周身抽掣，延一老医调治，服药十余日，抽掣愈甚。所用之药，每剂中皆有全蝎数钱，佐以祛风活血助气之药，大致顺适，而未用蜈蚣。因为疏方生黄芪六钱，当归四钱，羌活、独活、全蝎各二钱，全蜈蚣大者二条（方名逐风汤），煎服一剂抽掣即止，又服一剂永不反复。

奉天小西边门外，烟卷公司司账陈秀山之幼子，年五岁，周身壮热，四肢拘挛，有抽掣之状，渴嗜饮水，大便干燥，知系外感之热，引动其肝经风火上冲脑部，致脑气筋妄行，失其主宰之常也。投以白虎汤，方中生石膏用一两，又加薄荷叶一钱，钩藤二钱，全蜈蚣二条，煎汤一盅，分两次温饮下，一剂而抽掣止，拘挛舒，遂去蜈蚣，又服一剂热亦退净。

奉天北陵旁那姓幼子，生月余，周身壮热抽掣，两日之间不食乳，不啼哭，奄奄一息，待时而已。忽闻其邻家艾姓向有幼子抽风，经愚治愈，遂抱之来院求治。知与前证仿佛，为其系婴孩，拟用前方将白虎汤减半，为其抽掣甚剧，薄荷叶、钩藤、蜈蚣其数仍旧，又加全蝎三个，煎药一盅，不分次数徐徐温灌之，历十二小时，药灌已而抽掣愈，食乳知啼哭矣。翌日，又为疏风清热镇肝之药，一剂全愈。隔两日，其同族又有三岁幼童，其病状与陈姓子相似，即治以陈姓子所服药，一剂而愈。

奉天小西关长发源胡同吴姓男孩，生逾百日，周身壮热，时作抽掣，然不甚剧，投以白虎汤，生石膏用六钱，又加薄荷叶一钱，蜈蚣一条，煎汤分三次灌下，尽剂而愈。此四证皆在暮春上旬，相隔数日之间，亦一时外感之气化有以使之然也。

一小儿，生数日即抽绵风，一日数次，两月不愈。为疏方用乳香、没药各三钱，朱砂、全蝎各一钱，全蜈蚣大者二条，共为细末，每小儿哺乳时，用药分许，置其口中，乳汁送下，一日约服五六次，数日全愈。后所余药，又治愈小儿如此证者三人。其方名定风丹。

按：蜈蚣之为物，节节有脑，乃物类之至异者，是以性能入脑，善理脑髓神经，使不失其所司，而痫痉之病自愈。诸家本草，多谓用时宜去头足，夫去其头，即去其脑矣，更何恃上入脑部以理脑髓神经乎？且其头足黄而且亮，饶有金色，原其光华外现之处，即其所恃以治病有效之处，是以愚凡用蜈蚣治病，而必用全蜈蚣也。有病噎膈者，服药无效，偶思饮酒，饮尽一壶而病愈。后视壶中有大蜈蚣一条，恍悟其病愈之由，不在酒实在酒中有蜈蚣也。盖噎膈之证，多因血瘀上脘，为有形之阻隔（西人名胃癌，谓其处凸起如山石之有岩也），蜈蚣善于开瘀，是以能愈。观于此，则治噎膈者，蜈蚣当为急需之品矣。为其事甚奇，故附记于此。

【现代药理新解】

本品含两种类似蜂毒的有毒成分，即组胺样物质及溶血性蛋白质。此外，尚含脂肪油、胆甾醇、蚁酸及组胺酸、精氨酸、亮氨酸等多种氨基酸。蜈蚣对戊四氮、纯烟碱和士的宁等引起的小鼠惊厥均有对抗作用。蜈蚣水浸剂对结核杆菌及多种皮肤真菌有不同程度的抑制作用。蜈蚣水蛭注射液对肿瘤细胞有抑制作用，对网状内皮细胞机能有增强作用。

【临床新用】

1. 顽固性头痛：可与天麻、僵蚕、川芎等同用。

2. 癫痫、小儿破伤风、小儿惊厥：用蜈蚣1条，钩藤4.5g，朱砂、僵蚕、全蝎各3g，麝香150mg，共研为细末，每服3g，竹叶汤调服，也可水煎服，麝香兑服，如撮风散。亦可全蝎、蜈蚣，各等份，研末，成人每服1.2～1.5g，每日服2次，儿童酌减。

3. 结核病：取蜈蚣去头足焙干，研末内服，每次用量3～5条，每日2～3次。

4. 急慢性肾炎：用蜈蚣1条，去头足焙干为末，纳入鸡蛋（先打1个洞）搅匀，外用湿纸及黄土糊住，放入灶内煨熟去壳吃，每日1个，7天为一疗程。

5. 传染性肝炎：可用蜈蚣注射液，每次肌注2mL，每日1～2次；10日为一疗程，一般需1～4个疗程。蜈蚣注射液在消退黄疸，改善胃纳，消除恶心、腹胀等症状方面疗效较为突出。

6. 带状疱疹：取蜈蚣液（蜈蚣和少量白酒捣碎而成）外搽，每日3～5次，配合聚肌胞注射液每日2～4mg肌注。

7. 脑血栓：蜈蚣1条，白花蛇1条，全蝎10g，共研为细末，每日1剂，分3次口服，辅以曲克芦丁注射液400mg，1日1次，静脉滴注，7日为一疗程。

8. 阳痿：蜈蚣18g，当归60g，甘草60g，共研为细末，分为40包，每次服药半包～1包，早晚各服1次。空腹用白酒或黄酒送服，15日为一疗程。忌生冷、气恼。服药后一般3～7日见效。

9. 骨髓炎：蜈蚣60g，淫羊藿30g，肉桂10g，过100目筛备用，每日20～30g，分2～3次，温开水送服。或以蜈蚣焙干研末装胶囊（0.5g），或压片内服，每次 1g，每日 3 次，儿童减半，同时用凡士林纱条沾药末塞入瘘管内，每日 1 次。

10. 银屑病：蜈蚣、乌梢蛇、乌梅、黄柏等入砂锅，菜油浸泡 2 小时后，以文火煎至发黄微黑，滤过，每天于皮损处搽 1 ～ 2 次，搽药后摩擦 5 ～ 10 分钟，1 个月为一疗程。

11. 面神经炎：制蜈蚣 2 条（不去头足），朱砂 1.5g，研末混匀，平均分为 2 包，为 1 日剂量，每日早晚以 10g 防风沸水浸泡送服，治愈为止。朱砂累积量为 30g（以防汞中毒），以后朱砂应为每日 0.5g，孕妇忌服。

【注意事项】

本品有毒，用量不宜过大，孕妇忌服。

水蛭解

【张锡纯解】

水蛭味咸，色黑，气腐，性平。为其味咸，故善入血分；为其原为噬血之物，故善破血；为其气腐，其气味与瘀血相感召，不与新血相感召，故但破瘀血而不伤新血；且其色黑下趋，又善破冲任中之瘀。盖其破瘀血者乃此物之良能，非其性之猛烈也。《本经》谓主妇人无子，因无子者多系冲任瘀血，瘀血去自能有子也。特是其味咸为水味，色黑为水色，气腐为水气，纯系水之精华生成，故最宜生用，甚忌火炙。

凡食血之物，皆能破血。然他食血之物，皆以嘴食血，而水蛭以其身与他物紧贴，即能吮取他物之血，故其破瘀血之力独优也。至方书多谓必须炙用，不然则在人腹中能生殖若干水蛭，殊为无稽之谈。曾治邑城西傅家庄傅寿朋夫人，经血调和，竟不产育，细询之少腹有癥瘕一块，遂单用水蛭一两，香油炙透为末，每服五分（若入煎剂当用二钱），日再服，服完无效；后改用生者，如前服法，一两犹未服完，癥瘕全消，逾年即生男矣。此后屡用生者治愈多人，惟气血亏损者，宜用补助气血之药佐之。

【现代药理新解】

水蛭主要含蛋白质，还有脂肪、糖类、肝素、抗凝血酶，新鲜水蛭唾液腺中含水蛭素，过热及接触稀盐酸易破坏。此外，水蛭还含有机体必需常量元素（钠、钾、钙、镁等）及微量元素（铁、锰、镁、硅、铝等）。水蛭素能阻止凝血酶对纤维蛋白原的作用，阻碍血液凝固。20mg水蛭素可阻止100g人血的凝固。对细菌内毒素引起的大鼠血栓形成有预防作用，并能减少大鼠的死亡率。所含肝素也有抗凝血作用。

【临床新用】

1. 脑出血：给高血压性脑出血患者服用脑血康口服液（水蛭为主的制剂，生药3g／10mL），每次10mL，每日3次，4～6周为一疗程。

2. 脑梗死：服水蛭粉，每次3g，每日3次，1个月为一疗程，有较好的疗效。

3. 高脂血症：水蛭粉3～5g，每日1次，开水冲服，30天为一疗程。

4. 冠心病、心绞痛：服用水蛭片（0.75g／片），每次2～4片，每日3次，共服用20～60天。

5. 血栓性静脉炎：由水蛭和壁虎组成复方治疗血栓性静脉炎，总有效率 85%。

6. 早期肝硬化：用水蛭复方，总有效率 90%。

7. 肾病综合征：口服泼尼松片，每日 30 ～ 45mg，晨起顿服。连服 2 周后，每日加服水蛭粉 3g，至第 5 周增加为每日 4.5g，6 周为一疗程。对于慢性肾炎，在常规治疗的同时，亦可加服水蛭粉。

8. 输卵管积液：水蛭、皂刺、三棱、莪术、猪苓、香附各 10g，王不留行 15g，苍术、薏苡仁各 20g，甘草 6g，水煎服，每日服 1 剂。

9. 前列腺增生：水蛭粉 3g，每日 3 次口服，20 天为一疗程。

10. 阳痿：水蛭 100g，淫羊藿 500g，研末冲服，每次 10g，每日 3 次，治疗精子成活率低而不育或阳痿，疗效满意。

【注意事项】

少数服用水蛭的患者，在服药 10 天后可出现口干、便干、气短和乏力等症状，个别患者发生痔疮大量出血，停药后缓解。服药后凝血酶原时间和凝血时间均延长，个别有轻度恶心。水蛭的不良反应还表现为心血管损害，可见周身青紫、强直、关节僵硬、心音低弱无力，重则呼吸衰竭、心衰、昏迷，甚至死亡。本品有毒，用量不可过大，孕妇忌用。

全蝎解

【张锡纯解】

全蝎色青，味咸（本无咸味，因皆腌以盐水，故咸），性微温，善入肝经，搜风发汗，治痉痫抽掣，中风口眼歪斜，或周身麻痹，其性虽毒转善解毒，消除一切疮疡，为蜈蚣之伍药，其力相得益彰也。

按：此物所含之毒水即硫酸也，其入药种种之效力，亦多赖此。中其毒螫者，敷以西药重曹（即碳酸氢钠）或碱，皆可解之，因此二者皆能制酸也。

【验案】

本村刘氏女，颌下起时毒甚肿硬，抚之微热，时愚甫弱冠，医学原未深造，投药两剂无甚效验。后或授一方，用壁上全蝎七个，焙焦为末，分两次用黄酒送下，服此方三日，其疮消无芥蒂。盖墙上所得之蝎子，未经盐水浸腌，其力浑全，故奏效尤捷也。

又邻庄张马村一壮年，中风半身麻木，无论服何药发汗，其半身分毫无汗。后得一方，用药房中全蝎二两，盐炒轧细，调红糖水中顿服之，其半身即出汗，麻木遂愈。然未免药力太过，非壮实之人不可轻用。

【现代药理新解】

本品含蝎毒，一种类似蛇毒的神经毒素。并含三甲胺、甜菜碱、牛磺酸、软脂酸、硬脂酸、胆甾醇、卵磷脂及铵盐等。小鼠口服全蝎，对戊四氮、士的宁及烟碱引起的惊厥均有对抗作用。灌胃、静脉注射或肌肉注射全蝎浸剂及煎剂均有显著持久的降压作用；对清醒动物有明显镇静作用。蝎毒的主要危害是使呼吸麻痹。

【临床新用】

1.高血压：将全蝎粉注射剂用于高血压病人，降压快，无明显副作用。

2.急性扁桃体炎：取蝎尾外贴于下颌角正对肿大的扁桃体外皮肤上。

3.乳腺炎、乳腺纤维瘤：用馒头将全蝎包入，饭前吞服，治疗乳腺炎；取全蝎160g，纳入25个瓜蒌中，焙存性研细末，每次3g，每日3次，连服1个月，治乳腺纤维瘤及小叶增生；全蝎研末饭后服，治疗乳腺囊性增生。以上均有满意疗效。

4.百日咳：全蝎1只，炒焦为末，以煮鸡蛋蘸食全蝎末，每天2次。3岁以下酌减，5岁以上酌增。

5.神经系统病变：全蝎用于治疗神经系统病变有较好疗效。如血管性头痛，用全蝎配伍地龙；脑外伤头痛，配伍三七、血竭等。

6.睑腺炎：全蝎焙黄，研细末口服，疗效确切。

7.肩关节周围炎：全蝎、细辛各20g，川乌、草乌各30g，冰片10g，共研为细末，加凡士林调成200g软膏，涂患处。5天换药1次，5次为一疗程。疗程结束，配合功能锻炼。

【注意事项】

本品有溶血作用，有毒，用量不易过大。孕妇忌用。

蝉蜕解

【张锡纯解】

蝉蜕无气味，性微凉，能发汗，善解外感风热，为温病初得之要药。又善托疹瘾外出，有以皮达皮之力，故又为治疹瘾要药。与蛇蜕并用，善治周身癫癣瘙痒。若为末单服，又善治疮中生蛆，连服数次其蛆自化。为其不饮食而时有小便，故又善利小便；为其为蝉之蜕，故又能脱目翳也。

【现代药理新解】

本品含大量甲壳质和蛋白质、氨基酸、有机酸等。蝉蜕具有抗惊厥作用，其酒剂能使实验性破伤风家兔的平均存活期延长，可减轻家兔已形成的破伤风惊厥，蝉蜕能对抗士的宁、可卡因、烟碱等中枢兴奋药引起的小鼠惊厥死亡。抗惊厥作用，蝉蜕身较头足强；蝉蜕能抑制小白鼠的自发活动，能协同环己巴比妥钠的麻醉作用而表现有镇静作用；蝉蜕尚有解热作用，其中蝉蜕头足较身部的解热作用强。

【临床新用】

1.危症救急：临床见高热、惊厥、抽搐、昏迷等危症，用蝉蜕20～30g，配伍莲子心、生大黄（研末冲），常可得汗而解。破伤风、流脑、乙脑、癫痫等病，在病程中出现四肢抽搐、角弓反张、口噤不开等证时，在方药中投大量蝉蜕（50～120g）时，疗效甚佳。

2.急性肾炎：蝉蜕10～15g，麻黄5～10g，地龙10g，白茅根15～30g，茯苓10g，泽泻10g，白术15g，车前子（单包）7.5g，随证加减，水煎服，每日1剂，每日服2次。也可单用蝉蜕20～30g，水煎沸7分钟当茶饮，每日1剂，连用5～7天，发热咽肿，蛋白尿均有明显改善。

3.过敏性疾患：荨麻疹、湿疹、药疹、接触性皮炎等过敏性疾患，可用蝉蜕10g，研为末，以糯米酒50g冲服。或与刺蒺藜、麻黄配伍，水煎服或做蜜丸服。

4.角膜炎及角膜混浊：常与菊花、羌活、谷精草、白蒺藜、防风、密蒙花、草决明、黄芩、蔓荆子、荆芥、栀子、川芎、甘草配伍。亦可单用蝉蜕注射液点眼，或结膜下注射。

5.支气管哮喘：蝉蜕30g，地龙、僵蚕、射干各10g，麻黄、甘草各6g，细辛3g，川贝母9g，随证加减，水煎分3次服，小儿酌减。

羚羊角解

【张锡纯解】

羚羊角天生木胎，具发表之力，其性又凉而解毒，为托表麻疹之妙药。疹之未出。或已出而速回者，皆可以此表之，即表之不出而毒气内陷者，即之亦可内消。为其性原属木，故又善入肝经以治肝火炽盛至生眼疾，及患吐衄者之妙药。所最异者性善退热却不甚凉，虽过用之不致令人寒胃作泄泻，与他凉药不同。愚生平用此救人多矣。

羚羊角与犀角，皆性凉而解毒。然犀禀水土之精气而生，为其禀土之精，故能入胃，以消胃腑之实热。为其禀水之精，故又能以水胜火兼入心中，以消心脏本体之热力。而疫邪之未深入者，转因服犀角后，心气虚冷，不能悍御外邪，致疫邪之恣横，竟犯君主之宫，此至紧要之关系，医者不可不知。羚羊角善清肝胆之火，兼清胃腑之热。其角中天生木胎，性本条达，清凉之中，大具发表之力，与石膏之辛凉，荷叶、连翘之清轻升浮者并用，大能透发瘟疫斑疹之毒火郁热，而头面肿处之毒火郁热，亦莫不透发消除也。曾治一六岁孺子，出疹三四日间，风火内迫，喘促异常。单投以羚羊角三钱，须臾喘止，其疹自此亦愈。夫疹之毒热，最宜表散清解，乃至用他药表散清解无功，势已垂危，而单投以一味羚羊角，即能挽回，其最能清解而兼能表散可知也。且其能避蛊毒，《本经》原有明文。疫病发斑，皆挟有毒疠之气。

以热治凉，以凉治热，药性之正用也。至羚羊角性近于平不过微凉，而最能清大热，兼能解热中之大毒；且既善清里，尤善透表，能引脏腑间之热毒达于肌肤而外出，此乃具有特殊之良能，非可以寻常药饵之凉热相权衡也。而世之医者阅历未久，从未单用羚羊角施之病证，偶用数分杂于他药之中则其效不显；即或单用之，而不能与所治之证吻合，则其效亦不显；既与所治之证吻合矣，而所用者或为伪品，或成色有差，则其效仍不显，为用羚羊角未尝见其显著之功效。遂至轻议羚羊角为无用，登诸医学志报。愚非好辩，然既同为医界中人，原有互相研究之责任，今特将从前所用羚羊角治愈之病十余则，详录于下以征明之。

【验案】

壬寅之岁，曾训蒙于邑之北境刘仁村，愚之外祖家也。季春夜半，表弟刘铭轩叩门求方，言其子年六岁于数日间出疹，因其苦于服药，强与之即作呕吐，所以未求诊视，今夜忽大喘不止，有危在顷刻之势，不知还可以救否。遂与同往视之，见其不但喘息迫促，且精神恍惚，肢体骚扰不安，脉象摇摇而动，按之无根，其疹出第三日即靥，微有紫痕，知其毒火内攻，肝风已动也。因思息风、清火，且托毒外出，惟羚羊角一味能兼擅其长，且色味俱无，煎汤直如清水，孺子亦不苦服。幸药房即在本村，遂急取羚羊角三钱煎汤，视其服下，过十余分钟即安然矣。其舅孙宝轩沧州名医也，翌日适来省视，见愚所用羚羊角方，讶为仙方。其实非方之仙，乃药之良也。

奉天都护（清之护寝陵者）王六桥之孙女，年五六岁，患眼疾。先经东医治数日不愈，延予诊视。其两目胬肉长满，遮掩目睛，分毫不露，且疼痛异常，号泣不止。遂单用羚羊角二钱，俾急煎汤服之。时已届晚九点钟，至夜半已安然睡去，翌晨胬肉已退其半。又煎渣服之，全愈。盖肝开窍于目，羚羊角性原属木（谓角中有木胎者不确，盖色似木而质仍角也），与肝有同气相求之妙，故善入肝经以泻其邪热，且善伏肝胆中寄生之相火，为眼疾有热者无上妙药。

奉天陆军次长韩芳辰之太夫人，年六十余，臂上生疔毒，外科不善治疗，致令毒火内攻，热痰上壅，填塞胸臆，昏不知人。时芳辰督办奉天兵工厂，有东医数人为治，移时不愈，气息益微。延为诊视，知系痰厥。急用硼砂五钱，煮至融化，灌下三分之二，须臾呕出痰涎若干，豁然顿醒。而患处仍肿疼，其疔生于左臂，且左脉较右脉洪紧，知系肝火炽盛，发为肿毒也。遂投以清火解毒之剂，又单将羚羊角二钱煎汤兑服，一剂而愈。

奉天小北门里淡泊胡同，友人朱贡九之幼女，年五岁，出疹次日即靥，精神骚扰不安，自言心中难受。遂用连翘、蝉蜕、薄荷叶、金银花诸药表之，不出。继用羚羊角二钱煎汤饮之，其疹复出。又将羚羊角渣重煎两次饮之，全愈。由此可知其表疹外出之力，迥异于他药也。

奉天同善堂（省立慈善总机关）堂长王熙春之幼女，年五岁，因出疹倒靥过急，毒火内郁，已过旬日，犹大热不止，其形体病久似弱，而脉象确有实热，且其大便干燥、小便黄赤，知非轻剂所能治愈。将为疏方，熙春谓孺子灌药实难，若用好吃之药，令其自服则尤善矣。于斯为开羚羊角二钱，生石膏二两，煎汤一大盅，俾徐徐饮下。连服两剂全愈。

奉天大南门内官烧锅胡同刘玺珊之幼女，年四岁，于孟夏时胸腹之间出白痧若干，旋即不见，周身壮热，精神昏愦，且又泄泻，此至危之候也。为疏方生怀山药、滑石各八钱，连翘、生杭白芍各三钱，蝉蜕、甘草各二钱，羚羊角一钱（另煎兑服），煎汤一大盅，和羚羊角所煎之汤共盅半，分三次温服下，其白痧复出，精神顿爽，泻亦遂止。继又用解毒清火之品调之全愈。

奉天中学教员马凌霄之幼子，年四岁，因出疹靥急，来院求为诊治。其状闭目喘促，精神昏昏，呼之不应，周身壮热，大便数日未行。断为疹毒内攻，其神明所以若斯昏沉，非羚羊角、生石膏并用不可。遂为疏方生石膏一两，玄参、花粉各六钱，连翘、金银花各三钱，甘草二钱，煎汤一大盅，又用羚羊角二钱煎汤半钟，混合，三次温服下，尽剂而愈。

奉天海关税局文牍陈南雅之女，年六七岁，疹后旬余灼热不退，屡服西药不效。后愚视之，脉象数而有力，知其疹毒之余热未清也。俾单用羚羊角一钱煎汤饮之，其热顿愈。

天津特别三区三马路俞孚尹之幼子，年四岁，出疹三日，似靥非靥，周身壮热，渴嗜饮水，其精神似有恍惚不稳之意，其脉象有力，摇摇而动。恐其因热发痉，为开清热托毒之方，加羚羊角一钱以防其发痉。购药至，未及煎而痉发，且甚剧，遂将羚羊角与诸药同时各煎，取汤混合，连连灌下，其痉即愈。又将其方去羚羊角，再煎服一剂全愈。

沧州中学书记张雅曾，河西纪家屯人，来院询方，言其家有周岁小儿出疹，延医调治数日，其疹倒靥皆黑斑，有危在旦夕之势。不知尚可救否。细询之，知毒热内陷，为开羚羊角一钱及玄参、花粉、连翘各数钱，俾将羚羊角另煎汤半茶盅，与余三味所煎之汤兑服，一剂而愈。

沧州河务局科员赵春山之幼子，年五岁，因感受温病发痉，昏昏似睡，呼之不应，举家惧甚，恐不能救。其脉甚有力，肌肤发热。因晓之曰："此证因温病之气循督脉上行，伤其脑部，是以发痉，昏昏若睡，即西人所谓脑脊髓炎也。病状虽危，易治也。"遂单用羚羊角二钱，煎汤一盅，连次灌下，发痉遂愈，而精神亦明了矣。继用生石膏、玄参各一两，薄荷叶、连翘各一钱，煎汤一大钟，分数次温饮下，一剂而脉静身凉矣。盖痉之发由于督脉，因督脉上统脑髓神经也（督脉实为脑髓神经之根本）。羚羊之角乃其督脉所生，是以善清督脉与神经之热也。

沧州兴业布庄刘耀华之幼子，甫周岁，发生扁桃体炎喉证，不能食乳，剧时有碍呼吸，目睛上泛。急用羚羊角一钱，煎汤多半杯，灌下，须臾呼吸通顺，食乳如常。

沧州西河沿李氏妇，年二十余，因在西医院割瘰疬，住其院中，得伤寒证甚剧，西医不能治。延往诊视，其喘息迫促，脉数近七至，确有外感实热，而重诊无力，因其割瘰疬已至三次，屡次闻麻药，大伤气分故也，其心中觉热甚难支，其胁下疼甚。急用羚羊角二钱，煎一大盅，调入生鸡子黄三枚，服下，心热与胁疼顿止。继投以大剂白虎加人参汤，每剂煎汤一大碗，仍调入生鸡子黄三枚，分数次温服下，连服二剂全愈。

岁在壬寅之孟秋，邑北境霍乱盛行。斯岁少阳相火司天，厥阴风木在泉，肝胆火盛，患病者多心热嗜饮凉水。愚遇其证之剧者，恒于方中加羚羊角三钱（另煎兑服），服者皆愈。或疑司天者管上半岁，在泉者管下半岁，霍乱发于孟秋似与司天无涉。不知霍乱之根皆伏于暑热之时，且司天虽云管半岁，而究之一岁之气候实皆与司天有关也。矧羚羊角之性，不但善平少阳之热，亦善平厥阴之热，况少阳之胆原与厥阴之肝原相连乎。

又愚在奉时，有安东王姓女学生来院诊病，自言上焦常觉发热，下焦则畏寒，且多白带，家中存有羚羊角不知可服否。答以此药力甚大，且为珍重之品，不必多服，可用五分煎服之，若下焦不觉凉，而上焦热见退，乃可再服。后其人服羚羊角数次，不惟上焦热消，其白带亦见愈，下焦并不觉凉，是羚羊角性善退热而又非寒凉之品可知也。

内子王氏生平有病不能服药，闻药气即思呕吐。偶患大便下血甚剧，时愚自奉还籍，彼自留奉，因粗识药性，且知羚羊角毫无药味，自用羚羊角一钱煎汤服之，立愈。

友人毛仙阁，邑中之儒医也，以善治吐衄闻名。其治吐衄之方，多用羚羊角。曾询其立方之义。仙阁谓吐衄之证多因冲气上冲，胃气上逆，血即随之妄行。其所以冲胃冲逆者，又多为肝火、肝气之激发，用羚羊角以平肝火、肝气，其冲气不上冲，胃气不上逆，血自不妄行而归经矣。愚深韪斯论，遇吐衄证仿用之，果效验异常。夫犀角、羚羊角同为珍重之药品。而犀角之出暹罗者，其价较羚羊角尤昂（无力者真广犀角亦可用），因其价昂，则伪者愈多。愚曾用治吐衄，用治温热窜入心宫，用治温热传入阳明兼咳血，皆能随手奏效。而实未尝若羚羊角之单用屡用，以定其确实之功效。是以不敢轻加评议，姑悬为阙疑之条，以待同人之研究而已。盖愚于药性从不敢凭空拟议，必单用、屡用，精心实验有得，而后登诸札记，以为异日撰述之蓝本。是以近著第四期《衷中参西录》（药物学讲义），专讲中西药物，所载中药不满百种，而药后讲解已近十万言，无非举数十年精心实验之所得，而尽情披露倾吐，以贡诸医界同人也。

所可虑者，羚羊角虽为挽回险证之良药，其昂贵之价，后且有加无已，寒素之家何以能用。愚因临证细心品验，遇当用羚羊角之证，原可以他药三种并用代之，其药力不亚羚羊角，且有时胜于羚羊角，则鲜茅根、生石膏与西药阿司匹林并用是也。盖羚羊角之特长在表疹瘾外出及清肝胆之热，而茅根禀少阳最初之气，故发生最早；阿司匹林之原质存在于杨柳树皮中（用其树皮中津液制成），杨柳之发生亦最早，故亦善入少阳也。至石膏虽为阳明正药，因其含有硫、氧、氢原质，实善于清热，而兼有发表之性，凡药性之能发表者，皆与肝胆木性之喜条达者为同气，且石药质重，兼有镇肝胆之力。是以此三药并用可以代羚羊角也。今爰将此三药并用之分量酌定于下，且定名为甘露消毒饮，以便于记忆。

鲜茅根去净皮切碎六两，生石膏捣细两半，阿司匹林半瓦。将前二味煎汤一大碗，分三次送服阿司匹林，两点钟服一次。若初次服药后遍身出汗，后两次阿司匹林宜少服，若分毫无汗，又宜稍多服。以服后微似有汗者方佳。至石膏之分量，亦宜因证加减，若大便不实者宜少用；若泻者，石膏可不用；待其泻止便实仍有余热者，石膏仍可再用。

壬申正月中旬，长男荫潮两臂及胸间肉皮微发红，咽喉微疼，疑将出疹，又强被友人挽去，为治小儿发疹。将病治愈，归家途中又受感冒，遂觉周身发冷，心中发热。愚适自津还籍，俾用生石膏细末一两，煎汤送服阿司匹林一瓦。周身得汗，发冷遂愈，心中之热亦轻，皮肤则较前益红。迟半日又微觉发冷，心中之热更增剧，遂又用生石膏细末二两，煎汤送服阿司匹林半瓦。服后微解肌，病又见愈。迟半日仍反复如故，且一日之间下大便两次，知其方不可再用。时地冻未解，遣人用开冻利器，剖取鲜茅根六两，煎汤一大碗，分三次服，每次送服阿司匹林三分之一瓦。服后未见汗而周身出疹若干，病愈十分之八九，喉已不疼。隔两日觉所余之热又渐增重，且觉头目昏沉，又剖取鲜茅根八两，此时因其热增，大便已实，又加生石膏两半，共煎汤一大碗，仍分三次送服阿司匹林如前。上半身又发出白泡若干，病遂全愈。观此可知此三药并用之妙，诚可代羚羊角矣。后返津时，值瘟疹流行，治以此方，皆随手奏效。

【现代药理新解】

本品含磷酸钙、角蛋白及不溶性无机盐等。羚羊角外皮浸出液能抑制中枢神经系统，有镇痛作用；能增强动物对缺氧的耐受能力。煎剂能抗惊厥，有解热作用。煎剂或醇提取液，小剂量可使离体蟾蜍心脏收缩加强，中等剂量可致心脏传导阻滞，大剂量则引起心率减慢、振幅减小，最后心跳停止。

【临床新用】

1. 解热：治疗小儿肺炎、中毒性痢疾、流行性乙型脑炎等急性传染病所见的高热不退，与钩藤、菊花、生地黄、白芍、桑叶、川贝、竹茹、茯神、甘草配伍，如羚角钩藤汤。

2. 高血压病：可与菊花、石决明、钩藤等配伍。

3. 百日咳：羚黛百芩汤治疗百日咳效果较好。由羚羊角粉 0.6g，黛蛤散（包）15g，百部 10g，黄芩 10g 等组成。每日 1 剂，羚羊角粉分 2 次开水调服，余药水煎，分服。

4. 面神经炎：羚羊角 3g，配以地龙、川乌、蜈蚣、钩藤等药煎汤内服，每日 1 剂，分 2 次服。

5. 原发性血小板减少性紫癜：生地黄、金银花、牡丹皮、陈皮、生黄柏、黄连、黑栀子、白芍、白茅根、阿胶、甘草配伍，水煎服，每日 1 剂，一般 3～7 日出血停止，紫癜消退。

6. 青光眼：羚羊角粉（冲）、车前子、黄芩、玄参、知母、茯苓、猪苓、防风、细辛等配伍，煎服或制粉剂冲服。

血余炭解

【张锡纯解】

血余者，发也，不煅则其质不化，故必煅为炭然后入药。其性能化瘀血、生新血，有似三七，故善治吐血、衄血。而常服之又可治劳瘵，因劳瘵之人，其血必虚而且瘀，故《金匮》谓之血痹虚劳。人之发原人心血所生，服之能自还原化，有以人补人之妙，则血可不虚，而其化瘀之力，又善治血痹，是以久久服之自能奏效。其性又能利小便（《金匮》利小便之方，有膏发煎），以人之小便半从血管渗出，血余能化瘀血、生新血，使血管流通故有斯效。其化瘀生新之力，又善治大便下血腥臭，肠中腐烂，及女子月信闭塞，不以时至。

【验案】

愚舅家表弟，年二十岁，大便下血，服药不愈，浸至下血腥臭，又浸至所下者杂以脂膜，且有似烂炙，医者诿谓不治。后愚往诊，视其脉数而无力，投以滋阴补虚、清热解毒之剂，煎汤送服血余炭一钱，日服两次，旬日全愈。至于单用之以治吐血、衄血，更屡次获效矣。

【现代药理新解】

本品含碳素，胱氨酸及脂类。灰分中含钙、钠、钾、锌、铜、铁、锰等多种微量元素。能缩短出凝血时间及血浆复钙时间。

【临床新用】

1. 各类出血：取血余炭 125g，干藕片 250g，加水适量，煎煮两次，每次 1 小时，将两次煎液合并过滤，文火浓缩至 100mL。一般用量每次 10mL，日服两次；重症每次 15～20mL，日服 3～4 次，必要时每 4 小时服 1 次，直至出血停止。遇有出血倾向，亦可先期服用预防出血。对于外伤出血、口鼻腔及齿龈出血，可配成软膏外用，或径将血余炭粉撒涂于患处。

2. 慢性声带炎及声音嘶哑：可用血余炭 60g 研末，每服 2g，米汤送服。

3. 烫伤：取血余炭研细，和以适量凡士林调匀涂于创面。用时先将创面洗净，如有水泡，剪破后用消毒棉球拭干。涂药后用消毒纱布包扎。头面部每天涂 1 次，其他部位每隔 2～3 天 1 次。

指甲解

【张锡纯解】

指甲一名筋退，乃筋之余也，剪碎炮焦，研细用之。其味微咸，具有开破之性，疮疡将破未破者，敷之可速破。内服能催生下胎衣，鼻嗅之能止衄血，点眼上能消目翳。愚自制有磨翳药水，目翳厚者，可加指甲末与诸药同研以点目翳，屡次奏效。

【现代药理新解】

成年健康人指甲中的角蛋白总量达 95.37%，为人指甲的主体成分，其中包含了人体必需的 8 种必需氨基酸和 8 种非必需氨基酸，以谷氨酸、胱氨酸和精氨酸为高，分别为 16.82%、10.24% 和 9%。人指甲中高含量的谷氨酸与人指甲的止血、化腐功效有关。

【临床新用】

1.治疗"鸡爪风"：此病近似于现代医学所称之手足搐搦症，多由于血钙降低所致，以产后哺乳妇女或婴儿为常见。可取人指甲二钱，洗净阴干，瓦上焙烤，以不焦枯（存性）为度，研细末，黄酒二两送服，必要时可再服一次。

2.治疗慢性化脓性中耳炎：人指甲（煅存性），冰片少许，共研细粉，用时先将耳道洁净，后吹药粉。

附录一　古今度量衡对照

　　我国历代医药书籍中，关于用药计量单位的名称，虽然大体相同，但其具体的轻重、多少，往往随着各个朝代的变迁和制度的改革颇有出入，古制大多小于今制。鉴于读者应用有毒中药时往往会参阅古今文献，在此收录一些有关古今度量衡对照的研究资料，仅供参考（个别折合数字经复算后略有改动）。

（一）古今度量衡对照表（均为十六进位制）

年代	朝代		尺度		容量		衡量		
			一尺合市尺	一尺合厘米	一升合市升	一升合毫升	一斤合市两	一两合市两	一两合克数
前11世纪～前221年	周		0.5973	19.91	0.1937	193.7	7.32	0.46	14.30
前221～前206年	秦		0.8295	27.65	0.3425	342.5	8.26	0.52	16.13
前206～公元23年	西汉								
25～220年	东汉		0.6912	23.04	0.1981	198.1	7.13	0.45	13.92
220～265年	魏		0.7236	24.12	0.2023	202.3			
265～420年	晋	西晋	0.7236	24.12					
		东晋	0.7335	24.45					
420～589年	南朝	南宋	0.7353	24.51	0.2972	297.2	10.69	0.67	20.88
		南齐							
		梁			0.1981	198.1	7.13	0.45	13.92
		陈							
386～581年	北朝	北魏	0.8853	29.51			7.13	0.45	13.02
		北齐	0.8991	29.97	0.3963	396.3	14.25	0.89	27.83
		北周	0.7353	24.51	0.2105	210.5	8.02	0.50	15.66
581～618年	隋	开皇	0.8853	29.51	0.5944	594.4	21.38	1.34	41.76
		大业	0.7065	23.55	0.1981	198.1	7.13	0.45	13.92

年代	朝代	尺度		容量		衡量		
		一尺合市尺	一尺合厘米	一升合市升	一升合毫升	一斤合市两	一两合市两	一两合克数
618～907年	唐	0.9330	31.10	0.5944	594.4	19.1	1.19	37.30
907～960年	五代							
960～1279年	宋	0.9216	30.72	0.6641	664.1			
1279～1368年	元			0.9488	948.8			
1368～1644年	明	0.9330	31.10	1073.7	10.737			
1644～1911年	清	0.9600	32.00	1035.5	10.355			

（二）古方中几种特殊计量单位

在古方中，除了上述计量单位外，还有方寸匕、钱匕、刀圭等，列举如下供参考。

1. 方寸匕

方寸匕是依古尺正方一寸所制的量器，形状如刀匕。一方寸匕的容量，约等于现代的2.7mL；其重量，金石药末约为2g，草木药末约为1g。

2. 钱匕

用汉代的五铢钱币抄取药末以不落为度者称一钱匕，分量比一方寸匕稍小，合一方寸匕的十分之六七。半钱匕者，系用五铢钱的一半面积抄取药末，以不落为度，约为一钱匕的1/2。钱五匕者，是指药末盖满五铢钱边的"五"字为度，约为一钱匕的1/4。

3. 刀圭

形状像刀头的圭角，端尖锐，中低洼。一刀圭约等于一方寸匕的1/10。

4. 字

古以铜钱抄取药末，钱面共有四字，药末填去钱面一字之量，即称一字。

5. 铢

古代衡制中的重量单位。汉以二十四铢为一两，十六两为一斤。

（三）公制与市制计量单位的折算

1. 基本折算

1 公斤（kg）= 2 市斤 = 1000 克（g）。

1 克（g）= 1000 毫克（mg）。

2. 十六进位市制与公制的折算

1 斤 = 16 两 = 500 克（g）。

1 两 = 10 钱 = 31.25 克（g）。

1 钱 = 10 分 = 3.125 克（g）。

1 分 = 10 厘 = 0.3125 克（g）= 312.5 毫克（mg）。

1 厘 = 10 毫 = 0.03125 克（g）= 31.25 毫克（mg）。

1 毫 = 3.125 毫克（mg）。

3. 十进位市制与公制的折算

1 斤 = 10 两 = 500 克（g）。

1 两 = 10 钱 = 50 克（g）。

1 钱 = 10 分 = 5 克（g）。

1 分 = 10 厘 = 0.5 克（g）= 500 毫克（mg）。

1 厘 = 10 毫 = 0.05 克（g）= 50 毫克（mg）。

1 毫 = 5 毫克（mg）。

附录二　张锡纯先生大事年表

1860 年 2 月 29 日　张锡纯先生生于河北省盐山县张边务村村西头张氏故宅。

1881 年（21 岁）　一试秋闱不第。

1893 年（33 岁）　二试秋闱不第。

1898 年（38 岁）　参加义和团运动。

1902 年（42 岁）　揽馆于外祖家（今黄骅市刘仁村）任私塾教师。

1905 年（45 岁）　初次在沧州开诊行医。

1909 年（49 岁）　《医学衷中参西录》前三期初稿完成。

1912 年（52 岁）　从军（任军医正）。

岁月失考　再度于沧州开诊行医（先生于戊午之岁关闭沧州诊所而去奉天）。

1918 年（58 岁）　应奉天税捐局长齐自芸先生介绍，及奉天"天地新学社"诸贤哲之邀，创办奉天立达医院，任院长。中医之有院实肇之于此。《医学衷中参西录》第一期出版，次年（1919）春再版，同时第二期出版。

1923 年（63 岁）　因故由奉天返回故里。

1924 年（64 岁）　第三次于沧州开诊行医。自费出版《医学衷中参西录》第三、四期。

1926 年（66 岁）　在天津胡公馆任家庭教师。

1927 ～ 1933 年（67 ～ 73 岁）　在天津创办"中西汇通社"。

1928 年（68 岁）　《医学衷中参西录》第五期出版。

1929 年（69 岁） 国民党当局提出废除中医之际，中医界发起反废止运动，全国中药店全面罢工，张锡纯上书南京政府当局。同年，重订《医学衷中参西录》前三期，合编再版。

1931 年（71 岁）《医学衷中参西录》第六期出版。

1933 年 7 月（73 岁） 写就《自咏诗》，诗云："八旬已近又何求，意匠经营日不休，但愿同胞皆上寿，敢云身后有千秋。"

1933 年 9 月 27 日 卒于盐山县张边务故里（民国二十二年八月八日）。

参考文献

[1] 张锡纯著.王云凯,杨医亚,李彬之校点.医学衷中参西录.石家庄:河北科学技术出版社,1985

[2] 张锡纯著.王云凯,李彬之,韩煜重校.医学衷中参西录.第2版.石家庄:河北科学技术出版社,2002

[3] 王吉匀,李朝晖.医学衷中参西录中药解读.石家庄:河北科学技术出版社,2007

[4] 刘建.张锡纯方剂歌括.北京:人民军医出版社,2008

[5] 刘建.张锡纯对药.北京:人民军医出版社,2009

[6] 雷载权.中药学.上海:上海科学技术出版社,1995

[7] 江苏新医学院.中药大辞典（上、下册）.上海:上海科学技术出版社,1986

[8] 孙建宁.中药药理学.北京:中国中医药出版社,2007

[9] 李炳照，陈海霞.实用中医方剂双解与临床.北京:科学技术文献出版社,2008

[10] 石凤阁，石今元.400味常用中药歌诀.北京:人民军医出版社,2003

[11] 张长恩.张仲景用药解析.北京:人民军医出版社,2007

[12] 康锁彬,董尚朴.张锡纯医方精要.石家庄:河北科学技术出版社,2003

[13] 余瀛鳌,林青,田思胜,等.医学衷中参西录集要.沈阳:辽宁科学技术出版社,2007

[14] 刘越.张锡纯医案.北京:学苑出版社,2003

[15] 王其飞.老年脾胃病与张锡纯学术研究.北京:中国医药科技出版社,1994

[16] 段富津.方剂学.上海:上海科学技术出版社,1995